国医养

一学就会

艾灸疗法治百病

杜琳◎编著

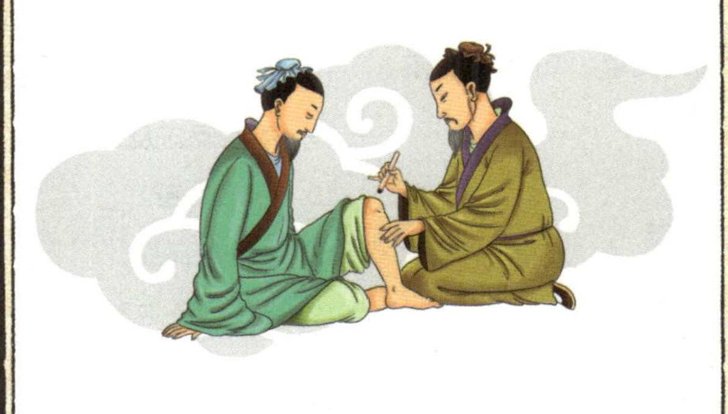

山西出版传媒集团

山西科学技术出版社

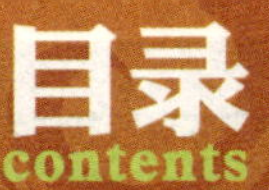

目录
contents

Part 03 辨证施灸，温养祛百病

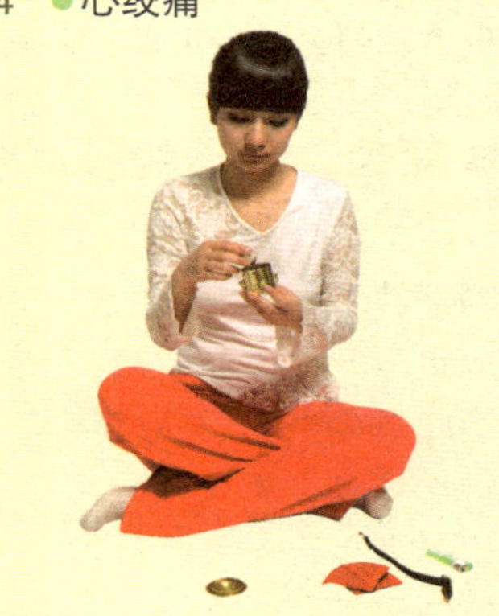

特别提示：在使用书中介绍的方法之前，必须到医院进行诊断，并在医生指导下使用。

一用就灵特效保健法——艾灸

艾灸，长住家庭的保健医师

明代著名医学家李时珍的父亲李言闻在其著作《蕲艾传》中写道：“产于山阳，采以端午。治病灸疾，功非小补。”这就是艾草，平凡而神奇的养生之草。事实上，艾草之所以能以平凡无华的形象深深地根植于人们心中，除其自身具有的神奇功能外，以其为原料的艾灸——自然古朴、绿色无创的调理保健方法更是一种可以在家庭中自我疗病和保健的传统医术。

●艾灸，温通经脉、驱散寒邪

艾灸是我们祖先传承下来的保健良方，是一种神奇的治病保健手段。早在中国古代，人们就利用艾灸治病和保健，《千金要方》中指出：非灸不精，灸足三里，称为“长寿穴”；《扁鹊心书》中说：“人至年阳气衰，故手足不能温，下元虚惫，动作艰难，盖人有一息气在，则不死，气者阳所生也。故阳气尽则心死。人于无病时，常灸关元、气海、命关、中脘……虽未得长生，亦可保百余年寿矣。”每日施灸，会令身体越来越好，几乎不生病，更可以远离医院。

人体经络是一个多层次、多功能、多形态的调控系统。在这个由经络构成的人体网络中，布满了众多的穴位。正是靠着

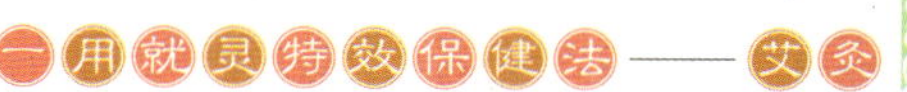

这些穴位的相互沟通、相互协调，人的五脏六腑、四肢百骸才能协调一致地工作，让人这部机器正常运转。如果经络不通，便气血不足、运行不畅，人就容易衰老生病。艾灸是在穴位上施灸，通过温热刺激，让经络畅通，相互激发、相互协同、作用叠加，使气血运行，以火攻邪，从而达到祛风寒、化瘀滞、消炎止痛，促进细胞再生，保健、养生、美容的功效。

●家有三年艾，郎中不用来

艾灸的疗效十分神奇，其适用范围也十分广泛，有温阳补气、温经通络、消淤散结、补中益气的作用，可以广泛用于内科、外科、妇科、儿科、五官科疾病，尤其对乳腺炎、前列腺炎、肩周炎、盆腔炎、颈椎病、糖尿病等有特效。

同时，现代医学研究证实，施灸能提高白细胞的功能，加速抗体形成，增加机体防御力，对呼吸、循环、消化、生殖等系统有调节作用，从而对人体起到一定的保健防病作用。中国已故著名中医研究员刘炳凡老先生在《颐年金名·预防提要》中强调："有疾宜先治，无病应早防。"日本人须藤作等做过的灸法抗癌研究，还表明艾灸可以使皮肤组织中潜在的抗癌作用得到活化，起到治癌抗癌的作用。

"艾"提示

艾灸的起源非常神奇。研究表明，灸的发明是原始人用火时，某一部位的病痛受到火的烘烤而感到舒适，便主动用火烧灼治疗更多的病痛。艾草古时候又叫冰台，古人在占卦之前，制冰取火，以艾为引，就在这种引天火的仪式氛围中，巫者把龟甲兆纹与人体的血脉取得模拟想象，思索中医的火论与气论，进而产生了艾灸这种神奇的治疗方法。考古研究发现，早在中国商周时代就有了应用灸法治病的记载。

认识艾草，巧选艾绒和艾条

艾灸有如阳光普照，驱除阴霾。人体体表或体内生长出的肿瘤、赘疣都是阴寒凝结而成，艾灸一到，它们立即枯朽瓦解，而这一切均得益于一种神奇的植物——艾草。

艾叶

艾草，自古以来中国人就用它祛风邪，甚至食用它。至今在民间仍有端午节把艾条枝插在门上，做驱邪驱蚊之用的传统。在岭南等地，人们用糯米掺艾草制成食品食用。平时，人们还用艾叶来煎蛋或煮蛋吃。

艾叶的药用历史悠久，适用于风寒湿邪所致的疾病，对于长期头痛、神经痛、腰酸背痛、崩漏下血等症状，都有非常好的食疗效果。同时，艾叶还是温补药膳食品，可以醒胃，是虚冷者的长效性补品。不仅如此，人们将采摘的艾叶加工制作成的艾绒、艾条更是施灸的必备物品。

人们在长期的生活中享受到了艾叶所带来的实实在在的益处。

“艾”叮咛

如果是自己采集的艾叶，一定要充分晒干，最好陈放1年以上成为熟艾。如果是在药店买的，尽量买陈年的艾叶，然后把艾叶里里的梗和杂质挑拣出来。一般家庭存放艾叶，只要把晒干、选好的艾叶采取密封、避光存放，隔年即可使用，不要放置更长的时间，否则艾叶将失去药用价值。

艾绒

艾绒是由艾叶晒干捣碎制成的，是施灸必用的物品。一般来说，用新艾施灸，火烈且有灼痛感，而用陈艾施灸，灸火温和，灸感明显，疗效好。《本草纲目》记载："凡用艾叶需用陈久者，治令细软，谓之熟艾。若生艾灸火则易伤人肌脉。"所以，在选用艾绒时，应该用陈艾而不用新艾。

艾绒分为青艾绒、陈艾绒和金艾绒三种，老中医会根据病因选用青艾绒或陈艾绒，金艾绒为艾绒中的极品，用途广泛，但价格昂贵。在家庭使用艾绒时，最好选用陈艾绒，因为艾火温和，不会造成灼伤。

如何选择艾绒、识别艾绒呢?

- **一捏** 好的艾绒中没有枝梗或其他杂质，用拇指、食指和中指捏起一撮，能成形。
- **二观** 陈年艾绒的颜色应该是土黄或金黄，艾绒中杂有绿色的，说明是当年艾。
- **三闻** 陈年艾绒闻起来有淡淡芳香，而当年艾闻起来有青草味。
- **四看** 好的艾绒燃出的艾烟淡白，不浓烈，气味香，不刺鼻，用其制成的艾条在点燃后，燃出的艾烟向上。

艾条

艾绒制成的艾条点燃后，熏灸身体相应的穴位，能治病防病，安全可靠，易学易用，特别适合于家庭治疗和保健。病症无论寒热、虚实、阴阳、表里均可施灸，可以说，艾灸广泛地应用于各科疾病治疗与保健。

一般艾条长为26厘米，卷成圆柱的直径约为1.5厘米，都是单纯由艾绒制成的，但有些艾条则是在艾绒之中添加了一些中药，这样的艾条称之为药条。

区分艾条好坏可从以下四方面入手：

- **一看形** 好的艾条外形整体，比较结实而不松散。
- **二闻味** 好的艾条其味芳香，没有当年艾的青草味。
- **三看火** 好的艾条，火力柔和不刚烈，弹掉艾灰，看上去是红彤彤的，用其施灸时，有热气的熏烤感而不是火烧感。
- **四观烟** 好的艾条，其艾烟淡白，不浓烈，不刺鼻，气味香。

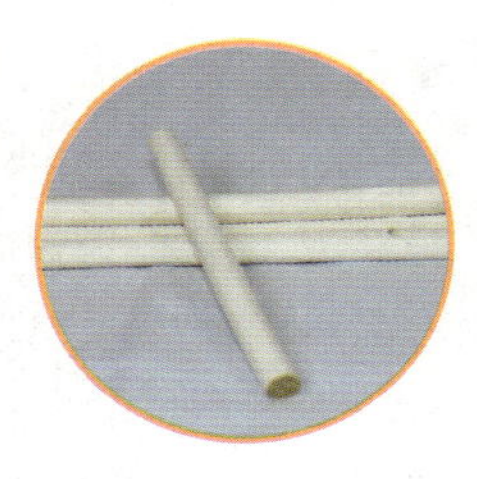
◆清艾条

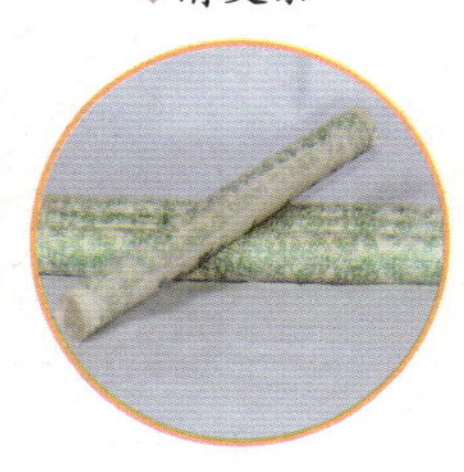
◆药艾条

●艾粒

将艾条剪切成长短不同的段，称之为艾壮或艾粒，可以用于不同的艾灸。一般成年人施灸时，可以用较大的艾粒，而儿童则适合用小艾粒。

“艾”叮咛

①霉变的艾条不要用。霉变的艾条有霉变气味，燃烧后的气体有较强的霉味，使用后轻则头疼头晕，重则伤害身体。

②非纯棉纸包装的艾条不要用，因为劣质纸张对身体有害。

③含有粉尘、枝梗和杂质的艾条不能用，因为艾条中含有枝梗会出现爆燃，从而灼伤肌肤，损伤经脉。

艾炷

艾炷，是由艾绒制成的圆锥形艾团，供灸治用，其大小可以根据需要而定，小的如同米粒，可以用于直接灸，大的犹如蚕豆，可以用于间接灸。一般来说，每燃完一个艾炷，称为一壮。

《扁鹊心书》说："凡灸大人，艾炷须如莲子，底阔三分，务要坚实；若灸四肢及小儿，艾炷如苍耳子大；灸头面，艾炷如麦粒大。"这是对艾炷大小与使用对象之间关系的规定，我们在施灸时，一定要切记这一点。

Tips"艾"提示

把适量的艾绒放在桌面上，用拇指、食指、中指一边捏一边旋转，把艾绒捏紧，即成规格不同的艾炷。

间接灸是用药物将艾炷与施灸腧穴部位的皮肤隔开，进行施灸的方法，如生姜或蒜间隔灸、隔盐灸等。

1.隔姜灸和隔蒜灸：是用鲜姜切成直径大约2～3厘米、厚约0.2～0.3厘米的薄片，中间以针刺数孔，然后将姜片置于应灸的腧穴部位或患处，再将艾炷放在姜片上点燃施灸。当艾炷燃尽，再易炷施灸。灸完所规定的壮数，以使皮肤红润而不起泡为度。常用于因寒而致的呕吐、腹痛、腹泻及风寒痹痛等。隔蒜灸的方法与隔姜灸的方法一样，多用于治疗瘰疬、肺结核及初起的肿疡等症。

2.隔盐灸：用纯净的食盐填敷于脐部，或于盐上再置一薄姜片，上置大艾炷施灸。多用于治疗伤寒阴证或吐泻并作、中风脱证等。

借助工具施灸

有独特的治疗和保健作用的艾灸产品，不但没有副作用，而且花费低廉，操作简单。用于悬灸的艾灸盒和艾灸罐就是用于辅助治疗的工具，使施灸过程不但可以双人操作，而且可以单人独立操作。

对于长期以艾灸进行保健的人来说，艾灸盒和艾灸罐是最好的选择。不仅因为这两种工具可以根据自己的耐热程度而选择艾灸的距离，而且如腰、背等部位，自己也能独立操作。最关键的是，用它们施灸，不影响工作和安静的娱乐，如打麻将、看电视、上网等。

●艾灸盒

艾灸盒有1～6孔之分，根据其上孔洞的多少分为单眼灸盒、双眼灸盒、三眼灸盒等。

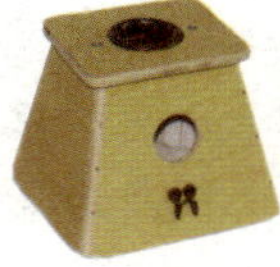
◆单眼

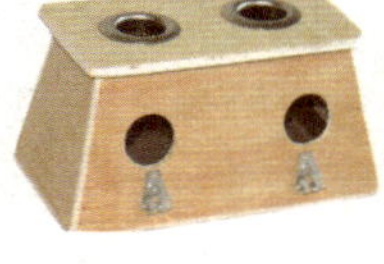
◆双眼

“艾”叮咛

施灸前，穿着要宽松，要除去一切可阻碍气血运行的物品，如手表、皮带、乳罩、紧身衣等。施灸时取穴宜少，一般每次3～4个，施灸时间宜长，一般控制在20分钟左右，单次灸如果时间长，次数就少些，时间短，次数就多些。灸疗期间和灸疗后半小时避免受风着凉，儿童治疗用灸时间减半。还要注意，在施灸过程中，可以通过抽插艾条来调整艾火高度，但不要碰到盒底部不锈钢网，以免太热了，以感觉烫为度；用艾灸盒施灸时，一般躯干的部位灸疗20分钟，四肢穴位灸疗15分钟。

使用艾灸盒操作方法如下：

1

将艾条的一端点燃。

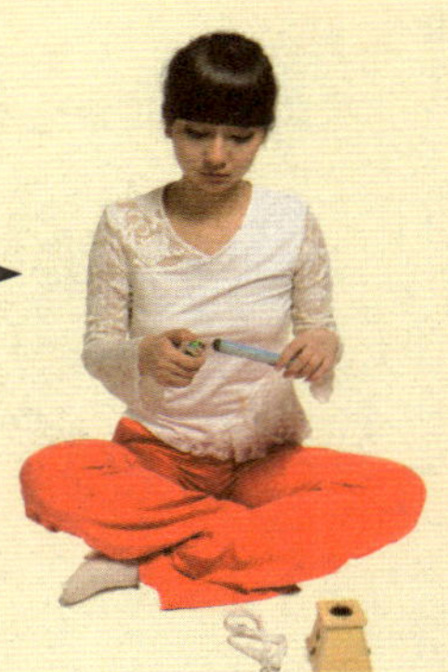

2

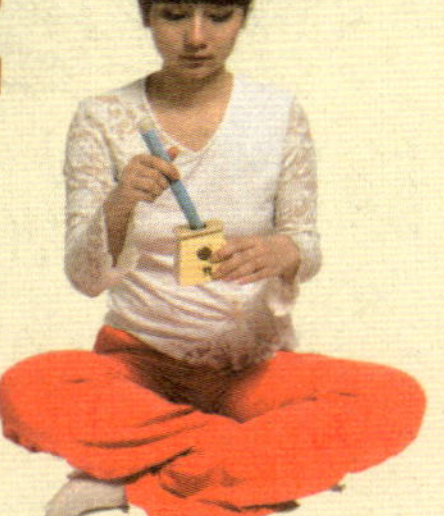

将点燃的一端从孔类艾灸盒顶端有夹子的孔插入盒内。

3

将灸盒放在需要灸疗的部位。

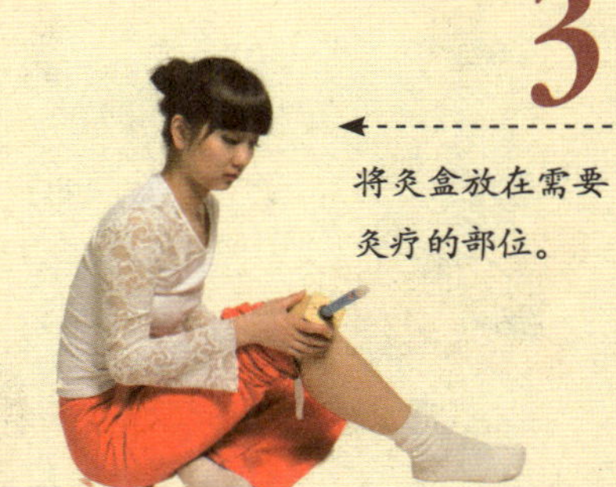

4

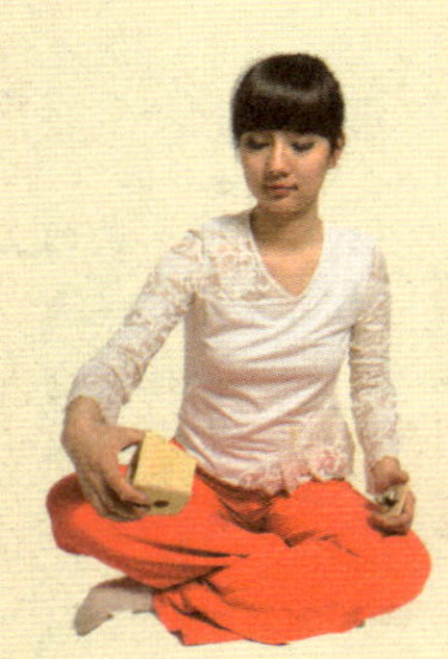

灸疗完毕时，将灸盒挪离身体，倒置艾灸盒，从紧挨着顶盖的两侧出灰槽将艾灰倒出。

●艾灸罐

艾灸罐和艾灸盒的使用原理一样，只是制作的材质不同。

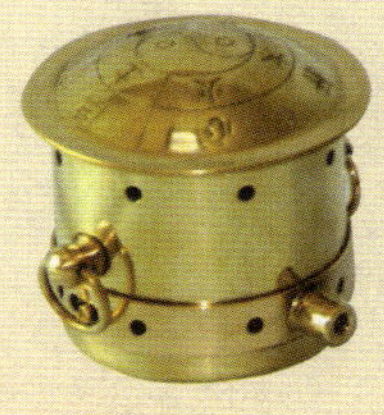
◆艾灸罐

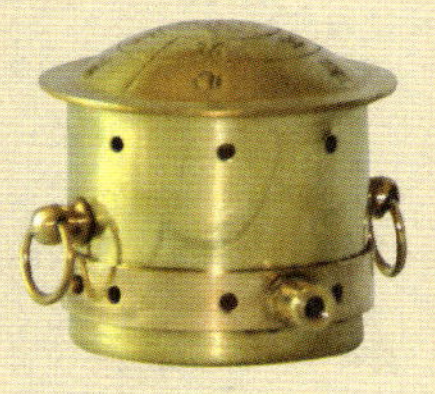
◆艾灸罐

使用艾灸罐操作方法如下：

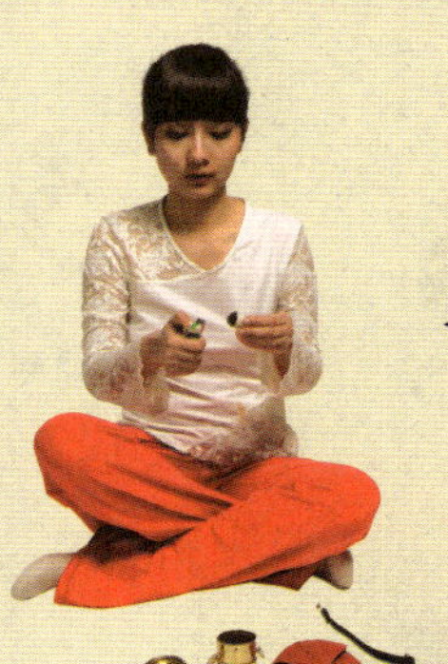

1

将艾粒点燃。

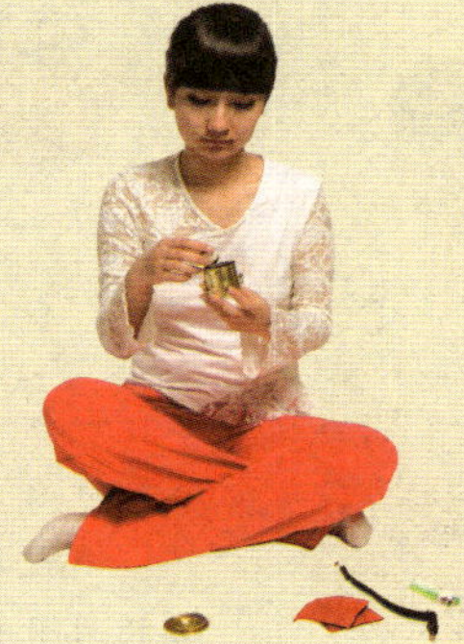

2

将点燃的艾粒放入罐内，然后轻压罐盖，直至压平表面后，再将内罐装入外罐中。

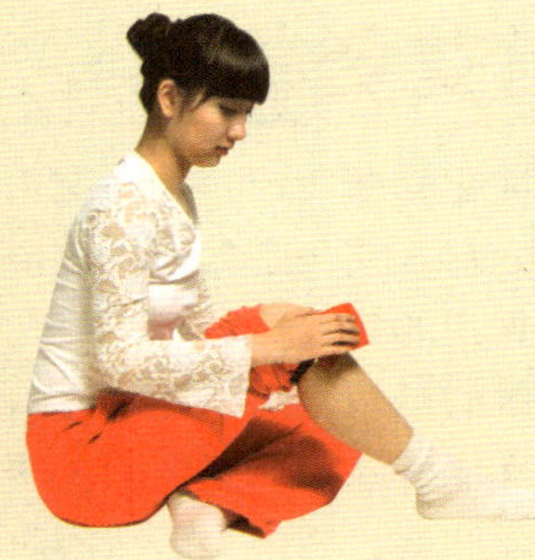

3

将艾罐装入布袋内，切记一定要用布袋把艾罐包牢固。

4

根据施灸穴位分别用长短带扣好，调整好长短带松紧度，并将布袋固定于穴位上，用长毛巾（或小毛巾）包好艾灸罐。

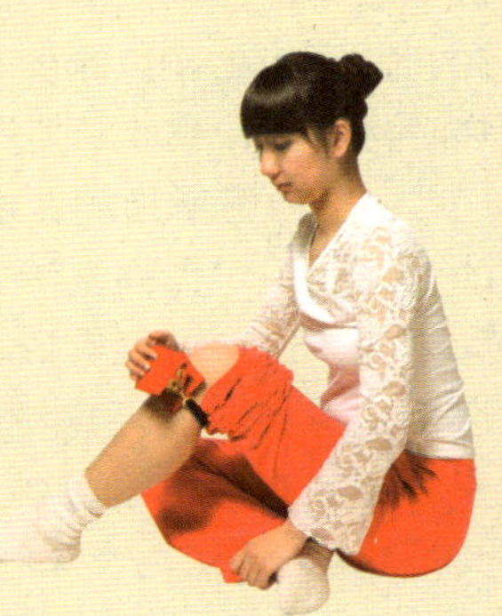

“艾”叮咛

使用艾灸罐时，最好用艾粒，这样不仅利于清洁，还避免了因使用艾绒可能引起的烫伤。如果感到太热要加垫布，包罐的毛巾或垫布要定期清洗，最好专物专用。同时，在灸的过程中，根据自身感觉的热度及时卸罐，以免烫伤。

冬病夏治，巧用艾灸

人体生理活动受到大自然变化的影响，其病理变化也无不受到自然界阴阳消长的左右。那么艾灸是如何顺应自然变化，达到治疗疾病和养生保健作用的呢？“冬病夏治”是中医的传统治疗方法，是反向思维的运用。所谓冬病夏治，是指对一些因阳虚、外感六淫之邪而导致某些好发于冬季，或在冬季加重的疾病，在夏季阳气旺盛、病情有所缓解时，辨证施治，适当地内服和外用一些方药，增强抗病、祛邪能力，以预防和减少疾病在冬季来临时再发作，或减轻其症状。

一切中医所指的虚寒性疾病都可采用艾灸的方式，用“冬病夏治”的方法进行治疗，如哮喘、慢性支气管炎、过敏性鼻炎、慢性咽喉炎、慢性扁桃体炎、反复感冒、慢性胃炎、慢性结肠炎、慢性腹泻与痢疾、风湿与类风湿性关节炎、肩周炎、颈椎病、腰腿痛、冻疮、手足发凉、男子阳痿、早泄和女子宫寒、老年畏寒症以及脾胃虚寒类疾病等。

Tips“艾”提示

根据中医理论，夏季万物生长繁茂，阳气盛，阳气在表。因此，夏季养生宜以养阳为主，此时毛孔开泄，运用艾灸方法可使皮肤纹理宣通，驱使体内风、寒、湿邪排出，是内病外治、治病求本的方法。

了解经络，清楚灸效

作为传统的中医疗法，艾灸既可以治疗，亦可以保健。那艾灸的治病原理是什么呢？这就涉及人体经络问题了。下面，让我们了解人体经络，清楚艾灸的治病原理，以便在对后面的疾病保健施灸时，做到明明白白艾灸。

●经络是人体气血运行的通道

经，即经脉，贯穿上下，沟通内外，是主干；络，即网络，是分支，纵横交错，遍布全身。二者将人体联络成一个完整的整体，行气血，平阴阳，使人体各器官保持协调和平衡。人体共有十二正经，即肺经、心包经、心经、大肠经、三焦经、小肠经、胃经、胆经、膀胱经、脾经、肝经和肾经。

此外，分布于人体的不同部位，又有不同的经脉。分布于身体正面和背面的中线，分别叫任脉和督脉。分布于四肢的不同部位，又有不同的名称。上肢的经脉称手经，下肢的经脉称足经。四肢内侧的称阴经，外侧的称阳经。四肢内侧前、中、后的经脉分别叫太阴经、厥阴经、少阴经，四肢外侧前、中、后的经脉称为阳明经、少阳经、太阳经。

●穴位施灸是打通经脉的手段

每个经络各有所属的腧穴，腧穴以经络为纲，经络以腧穴为目，二者之间是纲举目张的关系。腧穴包括十四经穴、经外奇穴和阿是穴。所有腧穴都能治疗该穴位所在部位及邻近组织、器官的局部疾病，同时，十四经腧穴还可以治疗与本经循行所及的远隔部位的组织器官脏腑的病症，有的甚至可以影响全身的功能。

正是因为腧穴的这种作用，通过经脉的运行原理，达到施灸治病的原理的艾灸，在灸治某疾病的同时，会把其他病症治好，便是不足为奇的事情了。

●正确取穴和艾灸

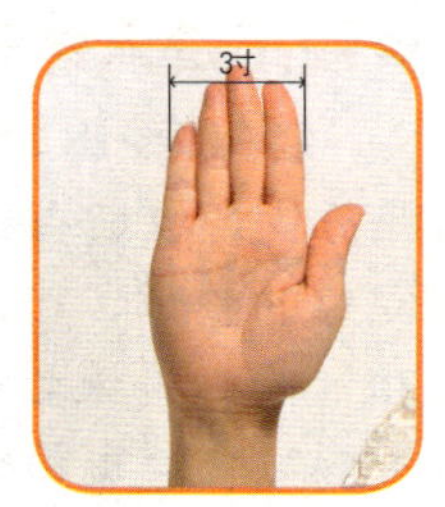

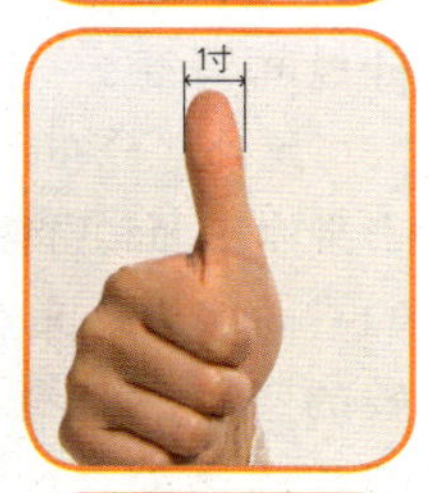

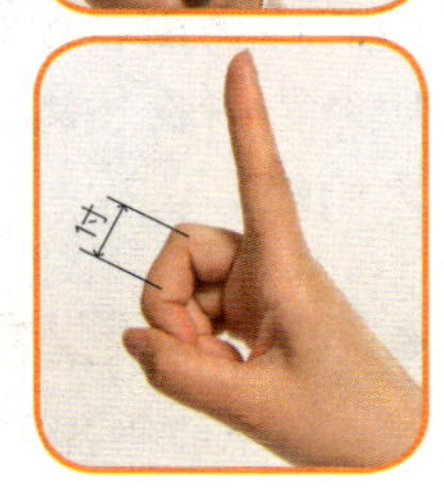

正确取穴和施灸的关系很大，为此，在取穴定位时，本书尽可能用通俗的语言表达，但有些穴位，无法用最通俗的语言表达，所以有必要交代一下取穴的方法之一——手指同身寸。这就是以被施灸者的手指为标准来测量定穴的方法，包括如下三种：

横指同身寸：即被施灸者将除大拇指外的其他四指并拢，横经中指近掌指关节横纹四指宽度测量为3寸，这种方法适用于上下肢、下腹部的直寸和背部的横寸。

拇指同身寸法：即以被施灸者拇指指关节的横度作为1寸，适用于四肢部的直寸取穴。

中指同身寸：指以患者的中部中节屈曲时内侧两端横纹头之间作为1寸，用于四肢部取穴的直寸和背部取穴的横寸。

正确施灸要点

由于艾灸以火熏灸，施灸不注意时有可能引起局部皮肤的烫伤；另一方面，施灸的过程中要耗伤一些精血，所以有些部位或有些人是不能施灸的，这些就是施灸的禁忌。

●平和心态，明确对象

施灸前要保持心情平静，不要有较大的情绪波动，同时要在施灸前后各喝一杯温白开水，这有利于排毒。对于无自制能力的人，如精神病患者等不要施灸；对于极度疲劳，过饥、过饱、酒醉、大汗淋漓、情绪不稳的人，或正行于经期的女性不要施灸；某些人患了传染病，或高热、昏迷、抽风期间，或处于身体极度衰竭、形销骨立等情况，不要施灸。同时，有些病症必须注意施灸时间，如失眠症要在临睡前施灸，不要饭前空腹时和在饭后立即施灸。

●确定部位，注意顺序

对于暴露在外的部位，如颜面，不要直接灸，以防形成瘢痕，影响美观；皮薄、肌少、筋肉结聚处，妊娠期妇女的腰骶部、下腹部，男女的乳头、阴部、睾丸等不要施灸；关节部位不要直接灸；大血管处、心脏部位不要灸；眼球属颜面部，也不要灸。同时，在施灸的过程中，要注意施灸的程序，一般来说，如果灸的穴位多且分散，应按先背部后胸腹，先头身后四肢的顺序进行。

正确体位，找准穴位

施灸时，受灸者的体位一方面要适合艾灸的需要，同时要注意舒适、自然。同时，施灸者要找准部位、穴位，这样才能保证艾灸的效果。

把握温度，按序施灸

施灸时要注意温度，以免烫伤或灼伤。对于皮肤感觉迟钝的人或者小孩，用食指和中指置于施灸部位两侧，以感知施灸部位的温度，做到既不致烫伤皮肤，又能收到好的效果。同时，初次使用灸法要注意掌握好刺激量，先少量、小剂量，如用小艾炷，或灸的时间短一些，壮数少一些，以后再加大剂量。不要一开始就大剂量进行。对于养生保健灸，则要长期坚持，偶尔灸是不能收到预期效果的。

灸后原则，小心注意

施灸后要注意个人卫生，如果因施灸不当，局部烫伤可能会起疱，产生灸疱，一定不要把疱搞破，如果已经破溃感染，要及时使用消炎药。灸后的饮食要以清淡为主，忌食生冷油腻的食物；原则上，艾灸后不要马上用冷水洗手或洗澡，如果要用，最好在30分钟后再使用。

“艾”叮咛

在施灸的过程中，还要防止晕灸。晕灸现象虽不多见，但是一旦晕灸则会出现头晕、眼花、恶心、面色苍白、心慌、出汗等现象，甚至发生晕倒。出现晕灸后，要立即停灸，并躺下静卧，再加灸足三里穴，施温和灸10分钟左右。

灸后反应及处理

不管我们如何遵循艾灸的禁忌，在施灸的过程中或施灸结束后，由于体质不同，每个人会有不同的反应。对此，要清楚地了解，以便有针对性地加以处理。

●皮肤潮红

艾灸时出现皮肤潮红现象是正常的，因为艾灸的热力刺激毛细血管，使之扩张，从而促进血液加速流动。这时只要不受凉，不久即会自行消退。由于艾灸时热力的作用，人会感到口渴，这是正常现象，可以在灸后多喝几杯温开水，既可以缓解口渴的症状，也有利于排毒。

●艾灸反应

艾灸后，不同的人有不同的反应，有的人会发烧、牙痛、耳鸣、流鼻血、咽喉发干发痒，有的女性出现月经量过多或过少的现象，其实这是正常的。如果这些现象反复出现，可以减慢艾灸的频率，隔日施灸，直到症状减轻后，改为保健灸。

●出现灸泡和灸疮

有时，如果施灸者把握的时间和用量稍有偏差，灸后会出现灸泡，最后形成灸疮。此时，要用消毒后的针将其挑破，用医用棉签或棉球吸干其中的液体，然后贴上创可贴，但要避免衣服摩擦。当灸泡变成灸疮后，每天用酒精棉球消毒，吸干表面脓液。如果情况继续加重，可以先用过氧化氢溶液冲洗，之后用消炎膏或生肌玉红膏涂贴。如果出现出血的现象，可以在换药时外敷云南白药来止血。

常做保健灸，赶走亚健康

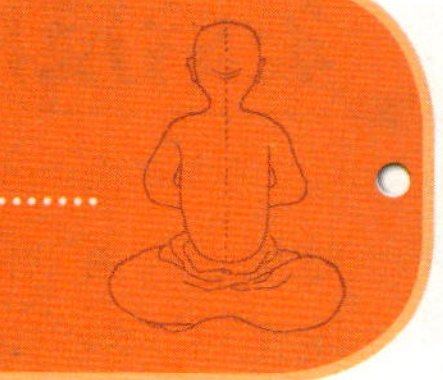

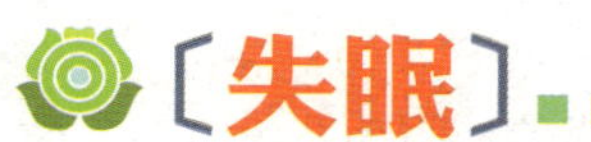

〔失眠〕

失眠常表现为：睡眠时间不足，睡眠不深，在睡眠中易惊醒，醒后入睡困难，严重的甚至出现彻夜不眠。长期失眠会导致疲劳感、不安、全身不适、无精打采、反应迟缓、头痛、注意力不能集中，严重者对人的精神状态会造成恶劣的影响。艾灸对于治疗失眠见效快，养心安神效果非常好。

Acupiont.01

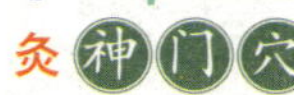

灸神门穴

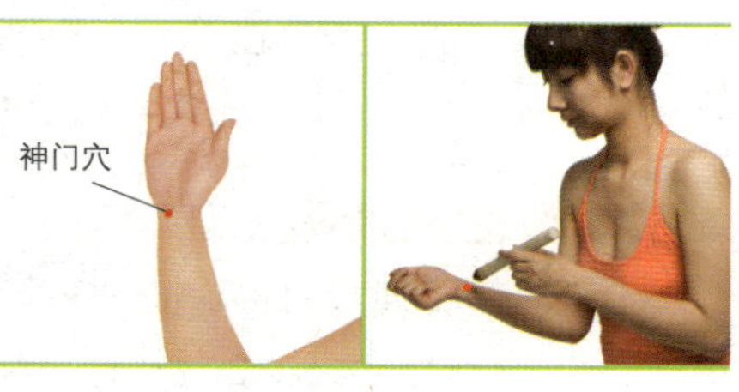

【取穴方法】掌心向上，在小指侧的腕横纹处可摸到一条筋，神门穴就在这条筋外侧的凹陷处，左右各有一穴。

【施灸方法】神门穴可以自行施灸，施灸时取坐姿，一手执点燃的艾条，火头对准神门穴，距皮肤1.5～3厘米，以感到施灸处温热、舒适为度，灸至皮肤产生红晕为止。

【施灸时间】每日灸1次，每次灸3～15分钟。

【功效】养心安神。

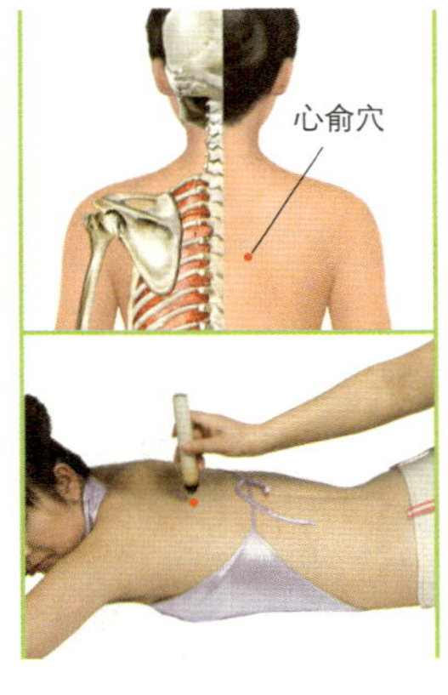

Acupiont.02

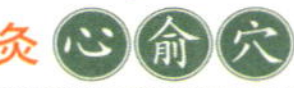

【取穴方法】心俞穴位于背部肩胛骨内侧，第5胸椎棘突下旁开1.5寸(2横指宽)处，左右各有一穴。取穴时，可从颈部突起最高的大椎开始，向下数第5个凹陷，再向左右两侧旁开2横指宽的位置就是心俞穴。

【施灸方法】心俞穴位于背部，须由他人辅助施灸。施灸时，被施灸者取俯卧姿态，施灸者站于一旁，将艾条的火头垂直对准施灸穴位，距离皮肤3厘米，在左右两个穴位间平行往复地回旋施灸，灸至皮肤产生红晕为止。

【施灸时间】每日灸1次，每次灸3～15分钟。

【功效】理气宁心。

Acupiont.03

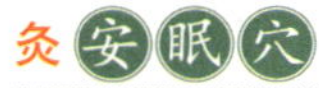

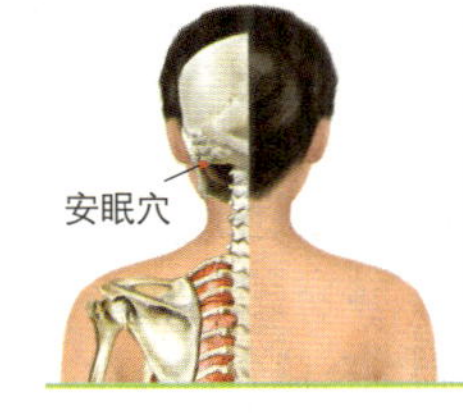

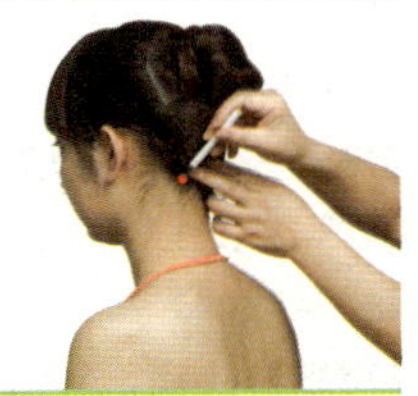

【取穴方法】安眠穴在翳风穴和风池穴连线的中点。取穴时，先在耳后找到头骨的突出部分，在该骨下方触摸到头骨与肌肉间的凹陷处就是安眠穴，左右各有一穴。

【施灸方法】安眠穴位于后脑处，需由他人辅助施灸。施灸时温和灸。被施灸者取坐姿，施灸者一手执点燃的艾条，另一手拨开并按住头发，艾灸的火头水平对准穴位，距皮肤1.5～3厘米，以被施灸者感到皮肤温热、舒适为度。

【施灸时间】每日灸1次，每次灸3～15分钟，灸至皮肤产生红晕为止。

【功效】镇惊安神。

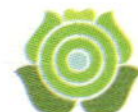

〔头痛〕

头痛通常是指局限于头颅上半部，包括眉弓、耳轮上缘和枕外隆突连线以上部位的疼痛。艾灸根据疼痛的部位不同，取不同的穴位施灸，达到治疗疾病的目的。

Acupiont.01

灸合谷穴

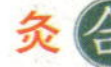

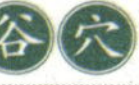

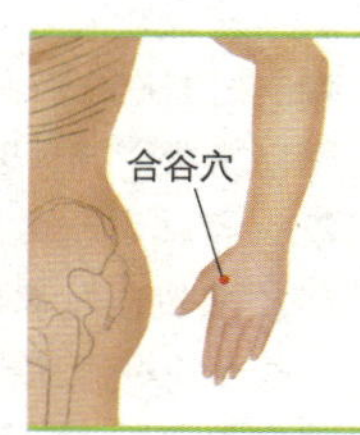

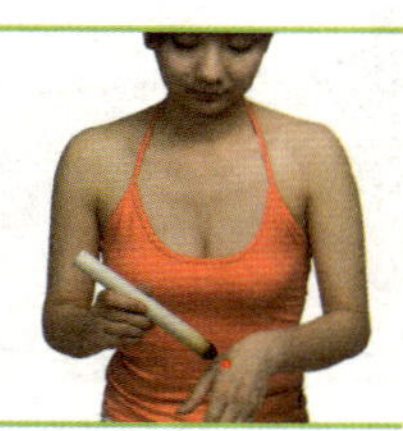

【取穴方法】合谷穴位于手背部，第一掌骨与第二掌骨间的凹陷处，左右各有一穴。取穴时，一手的拇指第一个关节横纹正对另一手的虎口边，拇指屈曲按下，指尖所指处就是合谷穴。也可以自然半握拳，在第二掌骨中点取穴，轻压有微痛感。

【施灸方法】温和灸。手执点燃的艾条，对准穴位，距皮肤 1.5 ~ 3 厘米，以感到施灸处温热、舒适为度。

【施灸时间】每日灸 1 次，每次灸 10 ~ 20 分钟，一般每周灸 3 ~ 4 次。

【功效】止痛，对治疗前额疼痛特别有效。

Acupiont.02

灸阴陵泉穴

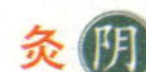
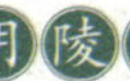
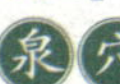

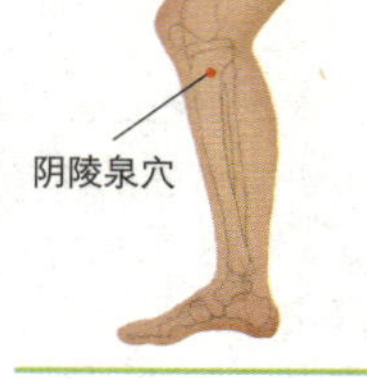

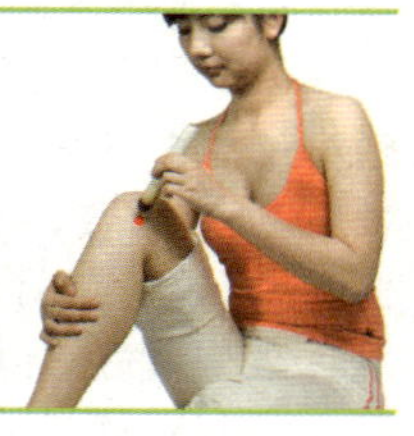

【取穴方法】阴陵泉穴位于人体的小腿内侧，膝下胫骨内侧凹陷中，与阳陵泉相对，左右各有一穴。取穴时，在膝盖内侧横纹上方会摸到一个突起的骨头，在该骨的下方和内侧会摸到一个凹陷的地方，按压时会感到剧烈的疼痛。

【施灸方法】被施灸者取坐位，施穴者手执点燃的艾条，对准穴位，距皮肤 1.5 ～ 3 厘米，以感到施灸处温热、舒适为度。

【施灸时间】每日灸 1 次，每次灸 3 ～15 分钟，灸至皮肤产生红晕为止。

【功效】通经活络，对治疗前额疼痛特别有效。

Acupiont.03

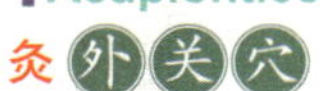

灸外关穴

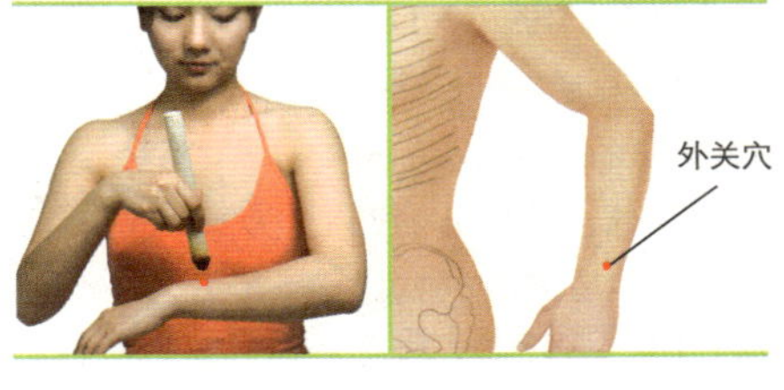

【取穴方法】外关穴位于腕背横纹的中点向上 2 寸（约 3 横指宽）处，与内关穴相对，左右各有一穴。

【施灸方法】温和灸。被施灸者取坐位，施灸者手执点燃的艾条，对准穴位，距皮肤 1.5 ～ 3 厘米，以被施灸者感到施灸处温热、舒适为度。

【施灸时间】每日灸 1 ～ 2 次，每次灸 3 ～ 15 分钟，灸至皮肤产生红晕为止。

【功效】联络气血，补阳益气，对治疗偏头痛特别有效。

Acupiont.04

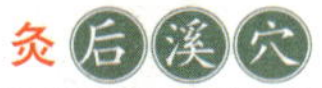

灸后溪穴

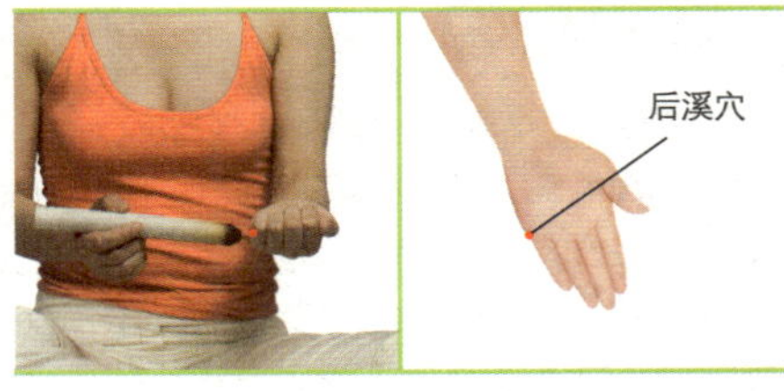

【取穴方法】后溪穴位于第 5 指掌关节后尺侧的远侧掌横纹头赤白肉际处，左右各有一穴。取穴时，轻握拳，在小指指头弯曲处的外侧，有一条明显的横纹，在此横纹的尽头就是后溪穴。

【施灸方法】取坐位，手执点燃的艾条，对准穴位，距皮肤 1.5 ～ 3 厘米，以感到施灸处温热、舒适为度。

【施灸时间】每日灸 1 次，每次灸 5 ～ 10 分钟，灸至皮肤产生红晕为止。

【功效】舒经利窍、宁神，对治疗后脑勺痛特别有效。

Acupiont.05

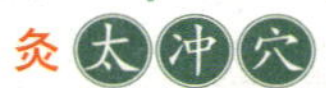

灸太冲穴

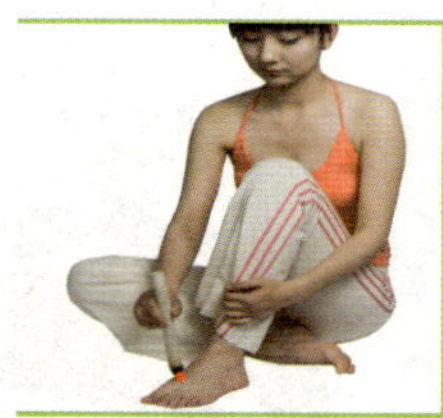

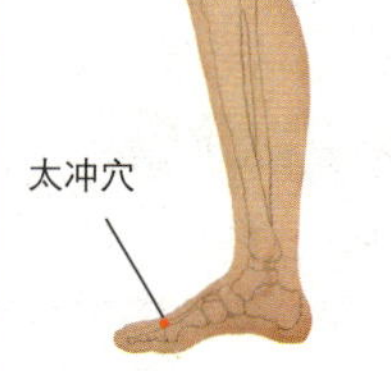

【取穴方法】太冲穴位于脚背面，第 1、2 脚趾根部结合处后方的凹陷处，左右各有一穴。取穴时，先找到大脚趾和第二趾的趾缝，往脚背方向比大脚趾稍宽的距离，略呈凹陷的地方，用指头按压，可以感觉到动脉的跳动就是太冲穴。

【施灸方法】取坐位，手执点燃的艾条，对准穴位，距皮肤 1.5 ～ 3 厘米，以感到施灸处温热、舒适为度。

【施灸时间】每日灸 1 次，每次灸 20 分钟，灸至皮肤产生红晕为止。

【功效】行气解郁，对治疗头顶痛特别有效。

Acupiont.06

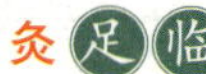

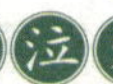
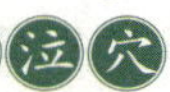

灸足临泣穴

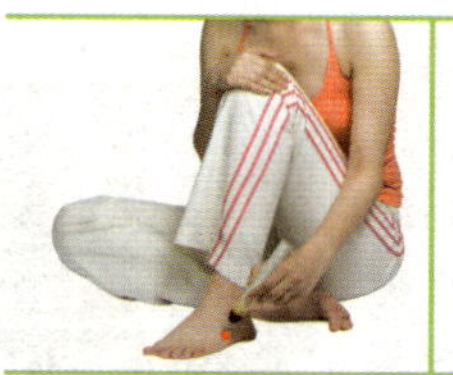

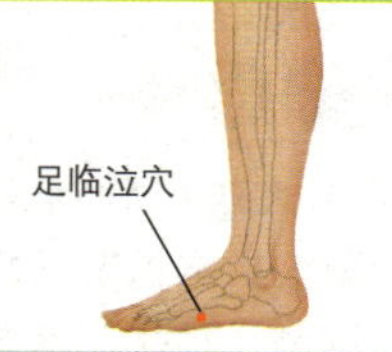

【取穴方法】足临泣穴位于足背外侧，第 4 趾关节的后方，小趾伸肌腱的外侧凹陷处，左右各有一穴。取穴时，在第 4 和第 5 脚趾的趾缝之间，沿着趾缝向上约 2 横指处就是足临泣穴。

【施灸方法】温和灸。取坐位，手执点燃的艾条，对准穴位，距皮肤 1.5 ～ 3 厘米，以感到施灸处温热、舒适为度。

【施灸时间】每日灸 1 ～ 2 次，每次灸 10 ～ 15 分钟。

【功效】祛风、泻火。

〔记忆力减退〕

记忆力减退是亚健康的表现症状之一，表现在记不住东西，易忘事情等方面。艾灸用温和灸，针对以下穴位施灸，假以时日，可以治疗此病。

Acupiont.01

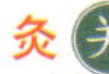

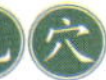

灸关元穴

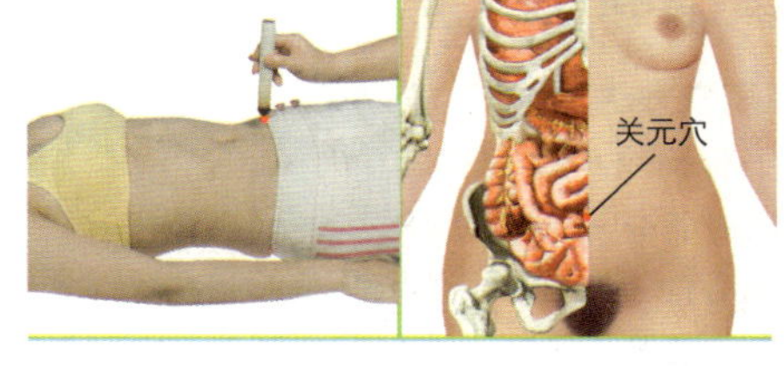

【取穴方法】关元穴位于肚脐下方3寸（4横指宽）处。

【施灸方法】被施灸者平卧，施灸者站于一旁，手执点燃的艾条的一端对准施灸部位，距离皮肤3厘米，平行往复左右方向或反复旋转施灸。

【施灸时间】每日灸1～2次，每次灸10分钟，灸至皮肤产生红晕为止。

【功效】培元固本，补益下焦。

Acupiont.02

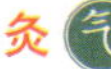

灸气海穴

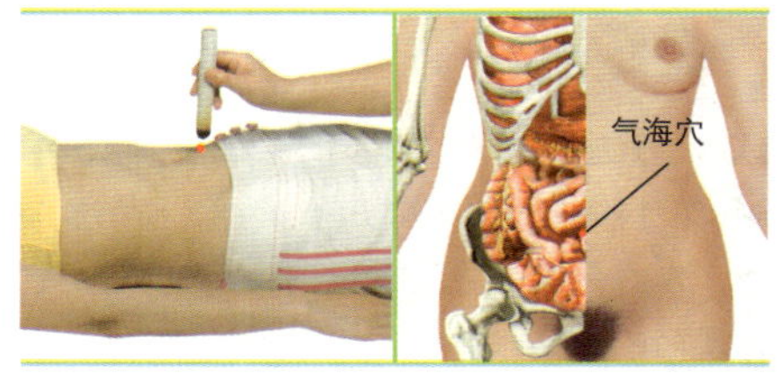

【取穴方法】气海穴位于肚脐正下方1.5寸（2横指宽）处。

【施灸方法】被施灸者平卧，施灸者站于一旁，手执点燃的艾条的一端对准施灸部位，距离皮肤3厘米，平行往复左右方向或反复旋转施灸。

【施灸时间】每日灸1～2次，每次灸10分钟，灸至皮肤产生红晕为止。

【功效】温阳益气，扶正固本，培元补虚。

神经衰弱

神经衰弱是指由于精神忧虑、长期繁重的脑力劳动以及睡眠不足而引起精神活动减弱的症状。

Acupiont.01

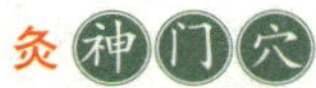

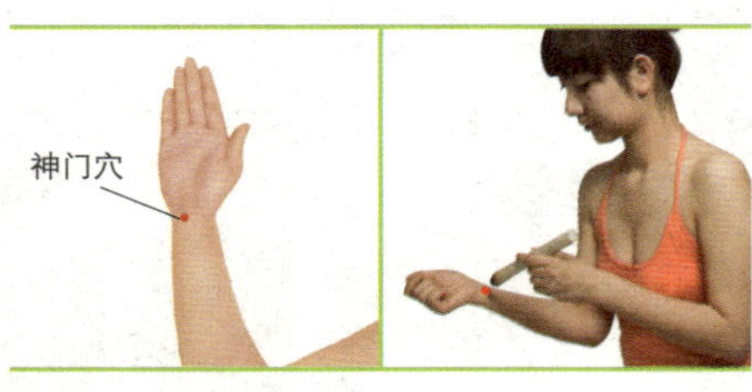

【取穴方法】神门穴位于腕横纹尺侧凹陷处，左右各有一穴。取穴时，掌心向上，在小指侧的腕横纹处可摸到一条筋，神门穴就在这条筋外侧的凹陷处。

【施灸方法】取坐位，手执点燃的艾条，对准穴位，距皮肤 1.5 ～ 3 厘米，以被施灸者感到施灸处温热、舒适为度。

【施灸时间】每日灸 1 次，每次灸 3 ～ 15 分钟，灸至皮肤产生红晕为止。

【功效】养心安神。

Acupiont.02

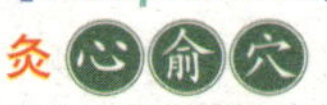

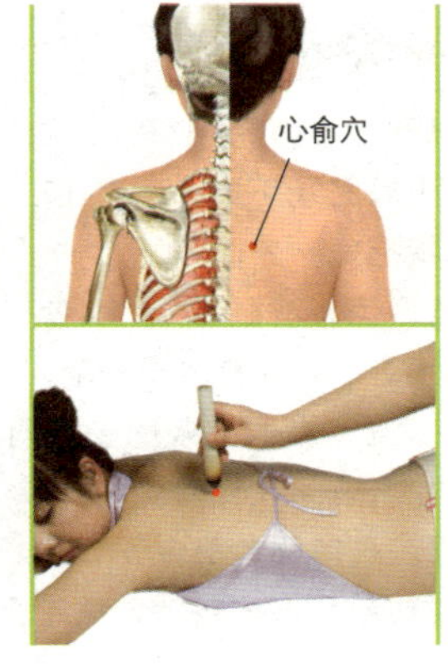

【取穴方法】心俞穴位于背部肩胛骨内侧，第 5 胸椎棘突下旁开 1.5 寸(2 横指宽)处，左右各有一穴。取穴时，可从颈部突起最高的大椎开始，向下数第 5 个凹陷，再向左右两侧旁开 2 横指宽的位置。

【施灸方法】旋回灸。被施灸者俯卧，施灸者站于一旁，手执点燃的艾条的一端对准施灸部位，距离皮肤 3 厘米，平行往复左右方向或反复旋转施灸。

【施灸时间】 每日灸 1 次，每次灸 3 ～ 15 分钟，灸至皮肤产生红晕为止，最好在每晚临睡前灸。

【功效】 理气宁心。

Acupiont.03

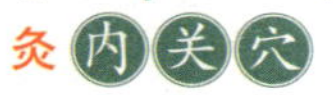

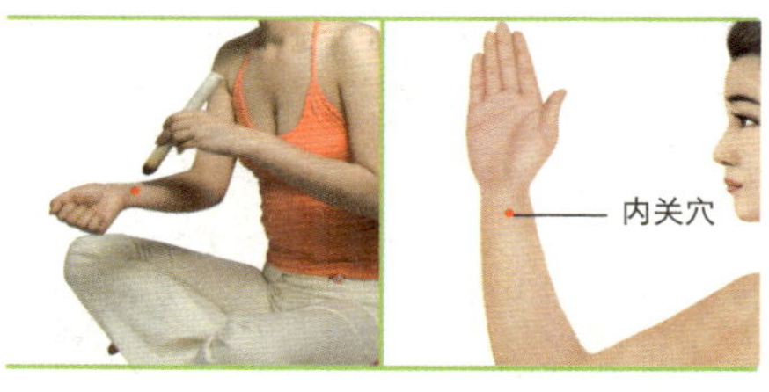

【取穴方法】 内关穴位于手臂的内侧，腕关节横纹上 2 寸（约 3 横指宽）处，左右各有一穴。取穴时，将右手的三指并拢，无名指放在左手腕横纹上，右手食指与左手腕交叉的中间点即是。

【施灸方法】 取坐位，手执点燃的艾条，对准穴位，距皮肤 1.5 ～ 3 厘米，以感到施灸处温热、舒适为度。

【施灸时间】 每日灸 1 次，每次灸 3　15 分钟，灸至皮肤产生红晕为止。

【功效】 宁心安神，理气止痛，和胃降逆。

Acupiont.04

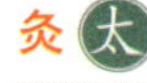 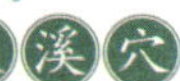

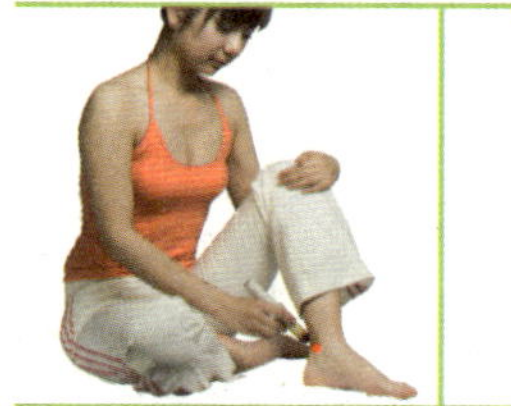

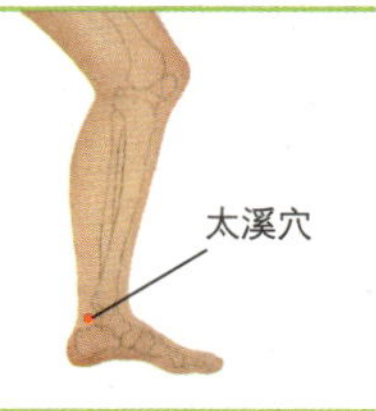

【取穴方法】 太溪穴在内脚踝骨突出部位正后方的凹陷处，食指按压时会感觉到剧烈疼痛，左右各有一穴。

【施灸方法】 温和灸。被施灸者平躺，施灸者手执点燃的艾条，对准穴位，距皮肤 1.5 ～ 3 厘米，以感到施灸处温热、舒适为度。

【施灸时间】 每日灸 1 次，每次灸 3 ～ 15 分钟，灸至皮肤产生红晕为止。

【功效】 滋阴补肾。

〔困倦易疲劳〕

即使每晚睡眠充足，可到了第二天还是感到疲倦，常打哈欠，只想趴着，特别是眼睛很疲累。学习和工作时，注意力不能集中，效率低下。针对以上症状每日取 3 ～ 4 穴位进行温和灸，可以固本培元，明目醒脑，消除疲劳。

Acupiont.01

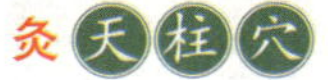

灸天柱穴

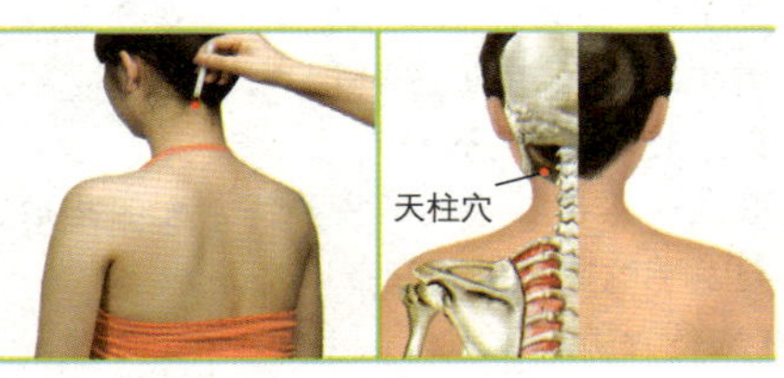

【取穴方法】天柱穴位于后发际正中旁开 1.5 寸（2 横指宽）处，左右各有一穴。取穴时，先在后脑正中找到两条纵向的硬筋，这两条筋外侧的发际凹陷处就是天柱穴。

【施灸方法】温和灸。被施灸者坐着，施灸者手执点燃的艾条，对准穴位，距皮肤 1.5 ～ 3 厘米，以感到施灸处温热、舒适为度。

【施灸时间】每日灸 1 次，每次灸 3 ～ 15 分钟，灸至皮肤产生红晕为止，最好在每晚临睡前灸。

【功效】明目醒神。

Acupiont.02

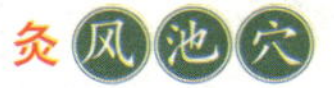

灸风池穴

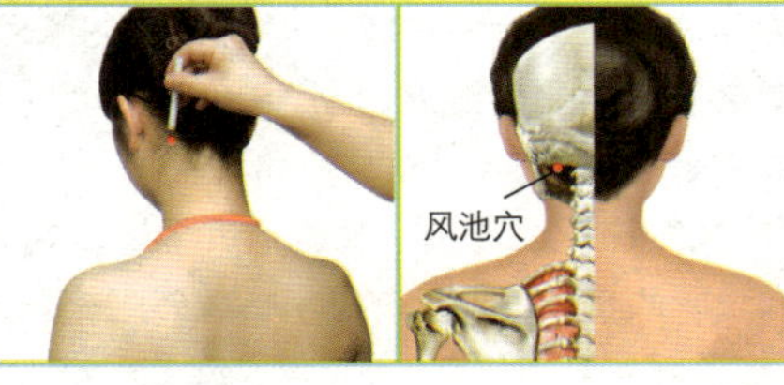

【取穴方法】风池穴位于颈后两侧枕骨下方的凹陷处，左右各有一穴。取穴时，在后头骨凹陷处可找到两条大筋，在两条大筋外侧与该凹陷水平的发际凹陷处就是风池穴。

【施灸方法】被施灸者取坐位，施灸者手执点燃的艾条，对准穴位，距皮肤 1.5 ～ 3 厘米，以感到施灸处温热、舒适为度。

【施灸时间】每日灸 1 次，每次灸 3 ～ 15 分钟，灸至皮肤产生红晕为止。

【功效】通经活络。

Acupiont.03

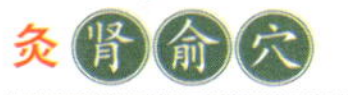

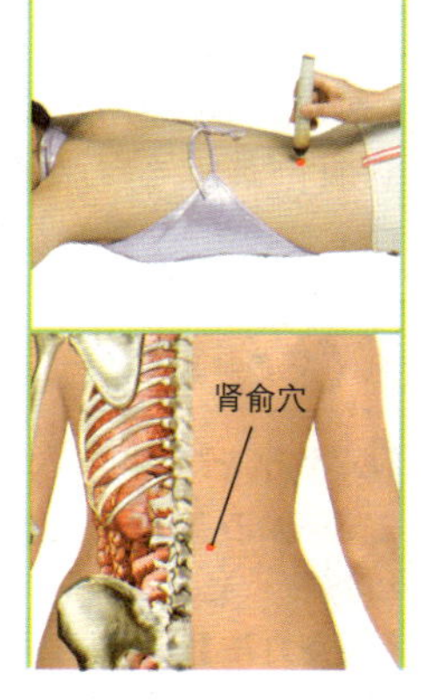

【取穴方法】肾俞穴位于第 2 腰椎棘突下旁开 1.5 寸（2 横指宽）处，左右各有一穴。取穴时，左右腰骨最高点连线与脊椎中线的交点附近为第 4 腰椎，向上数到第 2 腰椎下方的凹陷处旁开 1.5 寸（2 横指宽）的位置就是肾俞穴。

【施灸方法】旋回灸。被施灸者俯卧，施灸者站于一旁，手执点燃的艾条的一端对准施灸部位，距离皮肤 3 厘米，平行往复左右方向或反复旋转施灸。

【施灸时间】每日灸 1 次，每次灸 3 ～ 15 分钟，灸至皮肤产生红晕为止，最好在每晚临睡前灸。

【功效】滋阴补肾。

Acupiont.04

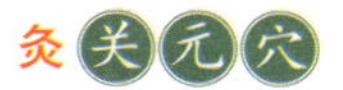

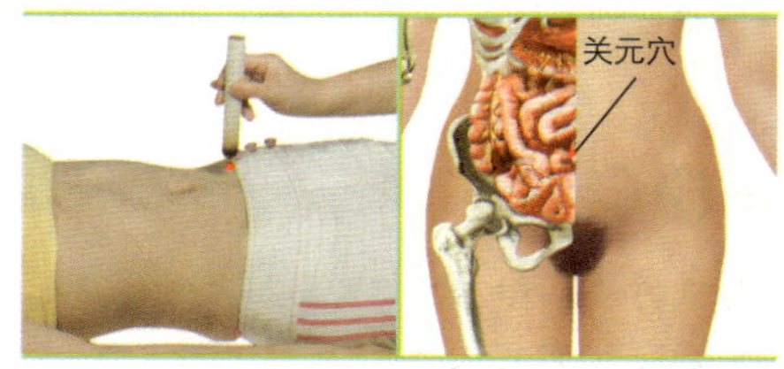

【取穴方法】关元穴位于肚脐正下方 3 寸（4 横指宽）处。

【施灸方法】被施灸者平卧，施灸者站于一旁，手执点燃的艾条的一端对准施灸部位，距离皮肤 3 厘米，平行往复左右方向或反复旋转施灸。

【施灸时间】每日灸 1 ～ 2 次，每次灸 10 分钟，灸至皮肤产生红晕为止。

【功效】培元固本，补益下焦。

〔免疫力低〕

如果你容易反复感冒，精神状态差，生病后康复时间长，同时，浑身乏力，头晕，没有精神，出虚汗，说明你此时已处于免疫力低下的状态，长此以往，各种各样的疾病就会悄然袭来。艾灸取关元、中脘、足三里和神阙等穴位进行温和灸，强身健体，固本扶阳，可以提高免疫力。

Acupiont.01

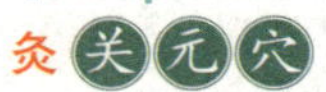

灸关元穴

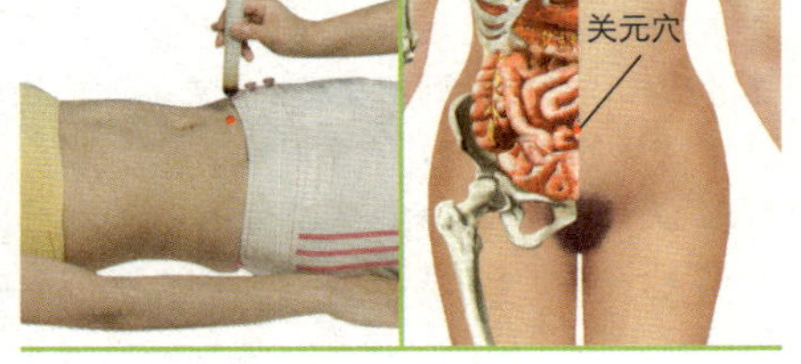

【取穴方法】关元穴位于肚脐正下方3寸（4横指宽）处。

【施灸方法】被施灸者平卧，施灸者站于一旁，手执点燃的艾条的一端对准施灸部位，距离皮肤3厘米，平行往复左右方向或反复旋转施灸，灸至皮肤产生红晕为止。

【施灸时间】每日灸1～2次，每次灸10分钟。

【功效】培元固本，补益下焦，达到扶阳固阳的作用。

Acupiont.02

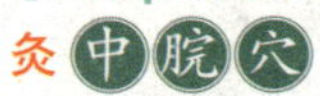

灸中脘穴

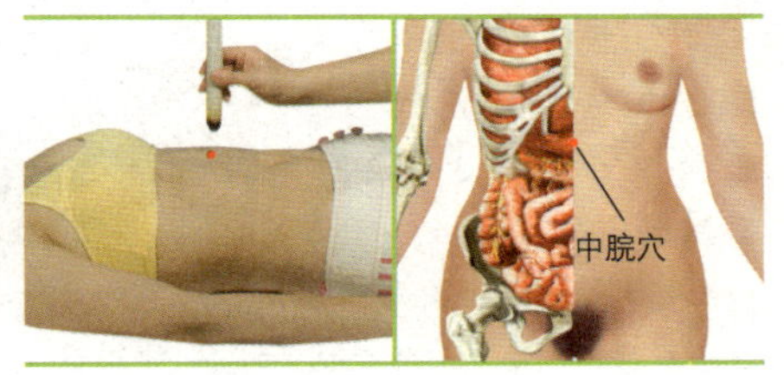

【取穴方法】中脘穴位于上腹部，前正中线上，在肚脐正上方4寸（6横指宽）处。取穴时，采用仰卧姿态，取胸骨下端和肚脐连线的中点即为中脘穴。

【施灸方法】被施灸者平卧，施灸者站于一旁，手执点燃的艾条的一

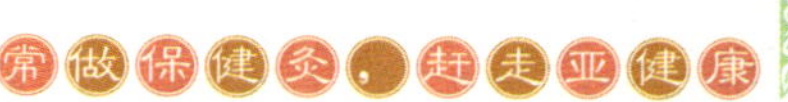

端对准施灸部位，距离皮肤 3 厘米，平行往复左右方向或反复旋转施灸，灸至皮肤产生红晕为止。

【施灸时间】 每日灸 1 ～ 2 次，每次灸 10 ～ 15 分钟。

【功效】 和胃健脾。

Acupiont.03

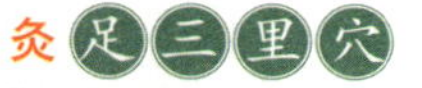

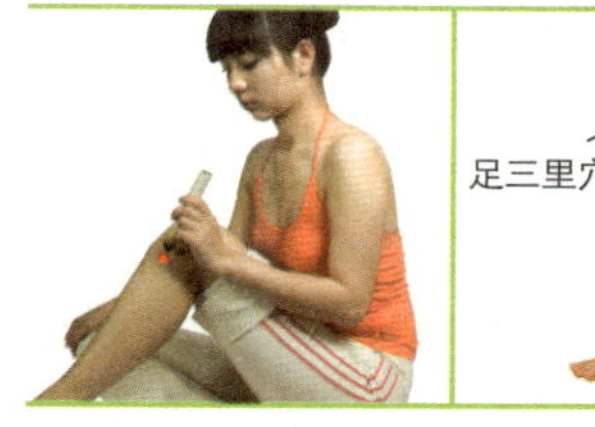

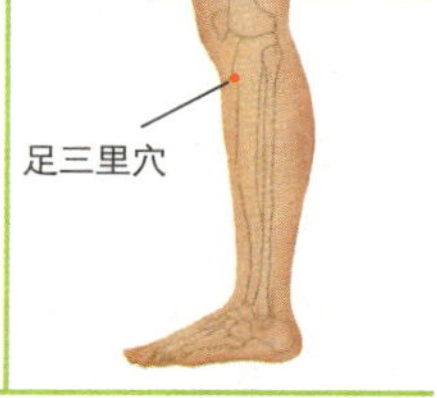

【取穴方法】 足三里穴位于膝盖下方凹陷约 2 横指宽的地方，左右各一。取穴时，可将同侧手掌心正对膝盖骨中心，五指微张自然下扶，无名指尖所触的凹陷处就是足三里穴。

【施灸方法】 取坐位，手执点燃的艾条，对准穴位，距皮肤 1.5　3 厘米，灸至皮肤产生红晕为止。

【施灸时间】 每日灸 1 次，每次灸 3 ～ 15 分钟，最好在每晚临睡前灸。

【功效】 驱除下肢的寒气，调理脾胃。

Acupiont.04

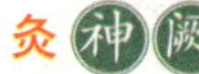
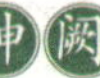

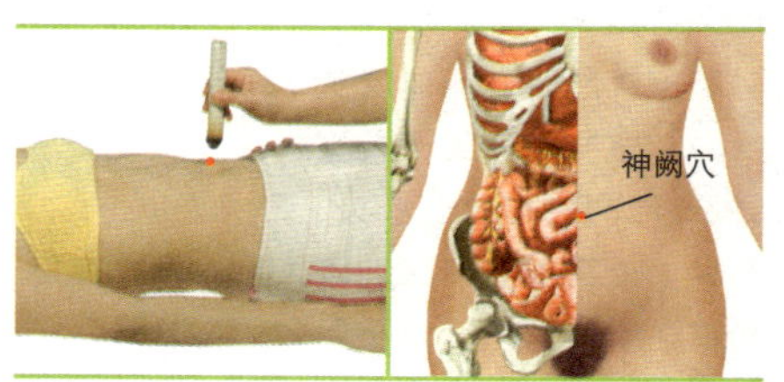

【取穴方法】 神阙穴位于肚脐的正中。

【施灸方法】 被施灸者平卧，施灸者站于一旁，手执点燃的艾条的一端对准施灸部位，距离皮肤 3 厘米，灸至皮肤产生红晕为止。

【施灸时间】 每日灸 1 ～ 2 次，每次灸 10 ～ 15 分钟。

【功效】 温经祛寒，平和阴阳，调理气血。

〔腰肌劳损〕

腰肌劳损，又称“腰背肌筋膜炎”、“功能性腰痛”等，通常由积累性劳损、创伤及腰椎平衡失调等原因引起腰部肌肉、筋膜、韧带软组织慢性纤维化、瘢痕化、钙化、硬化而导致腰肌易疲劳或疼痛。此病多与寒湿劳损肾虚有关，由经络受损、气血运行不畅导致，同时也与久病、过度劳累有关。

由于此病是长期累积而成的，艾灸治疗时，每次取 3 ～ 4 穴，同时初期要注意休息，等疼痛有所缓解后，要注意腰部肌肉的锻炼。

Acupiont.01

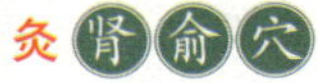

【取穴方法】肾俞穴位于腰部，第 2 腰椎下方两旁约比大拇指稍宽的位置，左右各一。

【施灸方法】采用温和灸。被施灸者俯卧，施灸者站于一旁，手执点燃的艾条的一端对准施灸部位，距离皮肤 3 厘米，平行往复左右方向或反复旋转施灸。

【施灸时间】每日灸 1 次，每次灸 10 ～ 20 分钟，灸至皮肤产生红晕为止，最好在每晚临睡前灸。

【功效】益肾助阳，强腰利水。

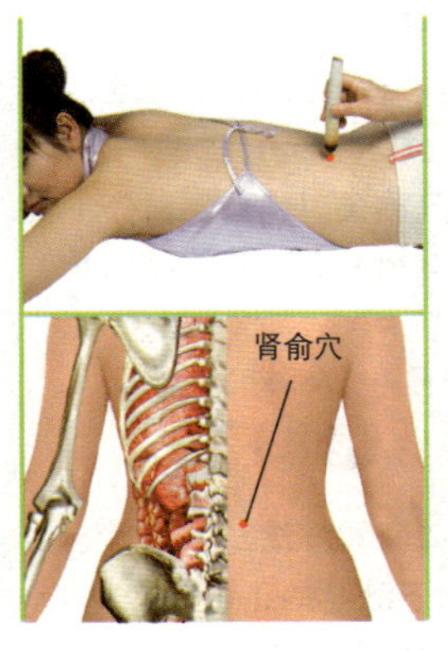

Acupiont.02

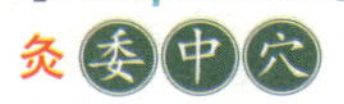

【取穴方法】取穴时，脚伸直坐下或俯卧，在膝盖后方的横纹正中点，

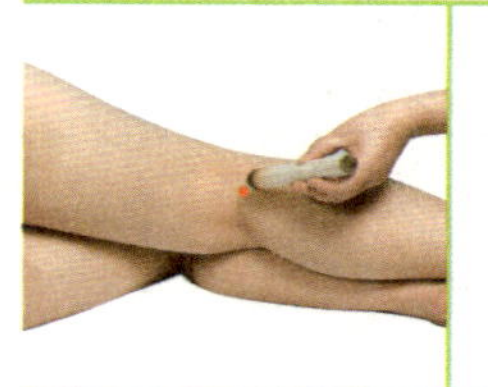

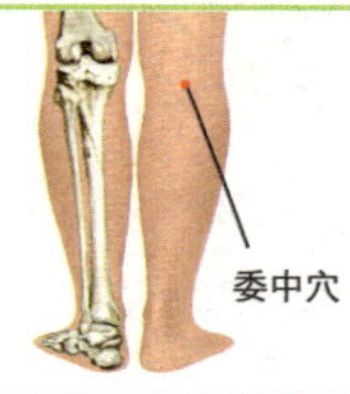

位于两条硬筋的中间，左右各一。

【施灸方法】温和灸。被施灸者取站位或俯卧位，施灸者手执点燃的艾条，对准穴位，距皮肤 1.5 ～ 3 厘米，以感到施灸处温热、舒适为度。

【施灸时间】每日灸 1 次，每次灸 10 ～ 20 分钟，灸至皮肤产生红晕为止。

【功效】通和经络，止痛。

Acupiont.03

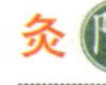
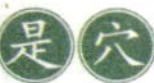

灸阿是穴

【取穴方法】在病变局部找的痛点。

【施灸方法】取坐位，手执点燃的艾条，对准穴位，距皮肤 1.5 ～ 3 厘米，以感到施灸处温热、舒适为度。

【施灸时间】每日灸 1 次，每次灸 5 ～ 10 分钟，灸至皮肤产生红晕为止。

【功效】缓解局部疼痛和不适。

Acupiont.04

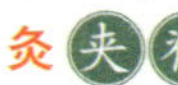

灸夹脊穴

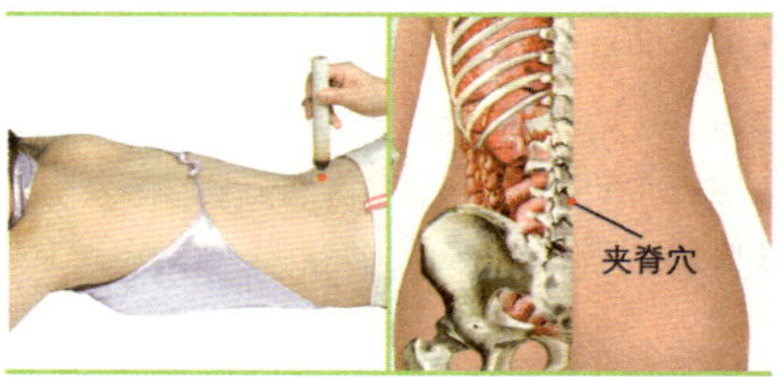

【取穴方法】夹脊穴在腰背部，第 1 胸椎至第 5 腰椎两侧，后正中线旁开 2 横指宽处，左右各 17 个穴位。

【施灸方法】温和灸。被施灸者俯卧，施灸者站于一旁，手执点燃的艾条的一端对准施灸部位，距离皮肤 3 厘米，平行往复左右方向或反复旋转施灸。

【施灸时间】每日灸 1 次，每次灸 5 ～ 10 分钟，灸至皮肤产生红晕为止。

【功效】调节脏腑机能。

〔颈椎病〕

颈椎病又称颈椎综合征，是常见的颈椎及其软骨组织的退行性病变。中医认为，造成此病的原因是由于过度劳累，保持一个姿势的时间过久，颈筋脉不和，气血运行失畅，阻滞于筋脉络道。它主要表现为颈项疼痛或酸胀不适，僵硬，转动不利，疼痛常向一侧或两侧肩部、上肢放射；或上肢麻木、发凉、屈展不利，头晕耳鸣等。

Acupiont.01

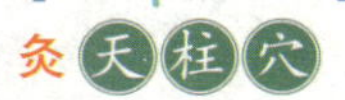

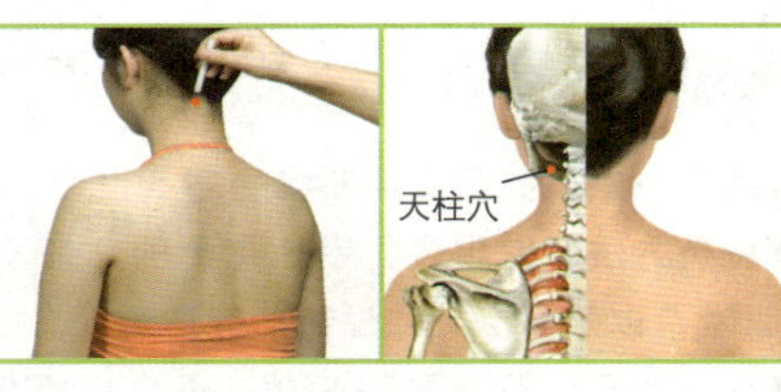

【取穴方法】 天柱穴位于颈处，后发际正中旁开的两边大筋外侧凹陷处。取穴时，可以先找到后脑勺的正中央附近的骨骼凹陷处的两条纵向的粗肌肉，在此肌肉上方左右两侧就是天柱穴。

【施灸方法】 温和灸。被施灸者取坐位，施灸者手执点燃的艾条，对准穴位，距皮肤 1.5 ~ 3 厘米，以被施灸者感到施灸处温热、舒适为度。

【施灸时间】 每日灸 1 次，每次灸 3 ~ 15 分钟，灸至皮肤产生红晕为止。

【功效】 明目醒神。

Acupiont.02

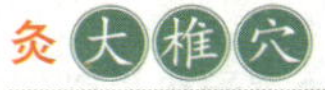

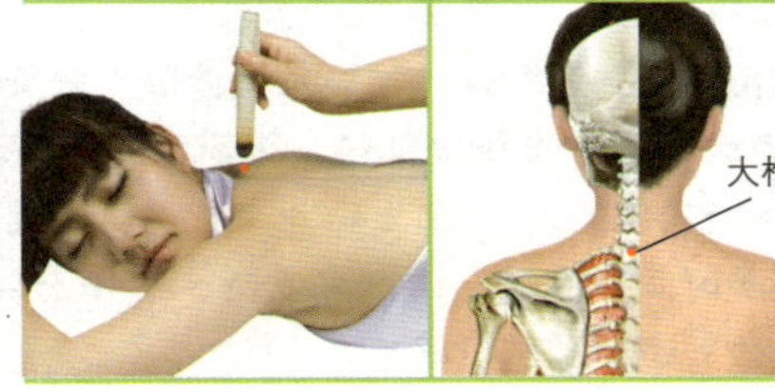

【取穴方法】 大椎穴位于颈部下端，第 7 颈椎棘突下凹陷中。取穴时，将颈部稍微向前倾，往

颈部与背部交界附近找寻，可以触摸有一凸出的最高点是第 7 颈椎，其下方的凹陷处就是大椎穴。

【施灸方法】 温和灸。被施灸者俯卧，施灸者手执点燃的艾条，对准穴位，距皮肤 1.5 ～ 3 厘米，以被施灸者感到施灸处温热、舒适为度。

【施灸时间】 每日灸 1 ～ 2 次，每次灸 30 分钟左右，灸至皮肤产生红晕为止。

【功效】 驱除颈部的寒气，预防颈椎病。

Acupiont.03

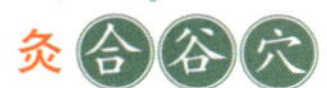

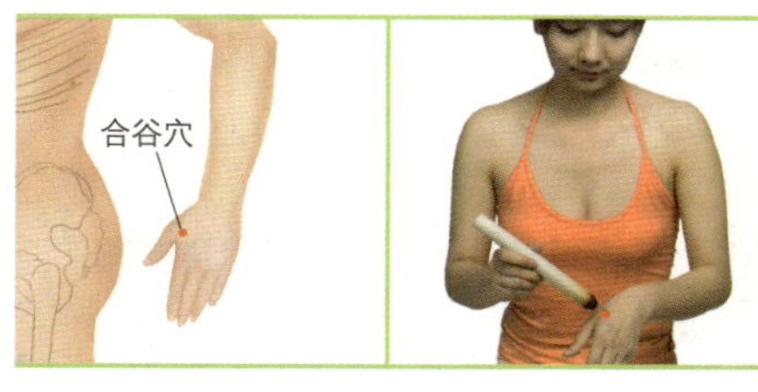

【取穴方法】 在拇指第一个关节横纹正对另一手的虎口边，拇指屈曲按下，指尖所指处就是合谷穴。

【施灸方法】 温和灸。手执点燃的艾条，对准穴位，距皮肤 1.5 ～ 3 厘米，以感到施灸处温热、舒适为度。

【施灸时间】 每次灸 10 ～ 20 分钟，一般每周灸 3～4 次。

【功效】 镇静安神，通络活血，调气镇痛。

Acupiont.04

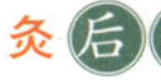
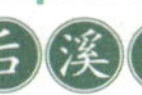
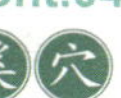

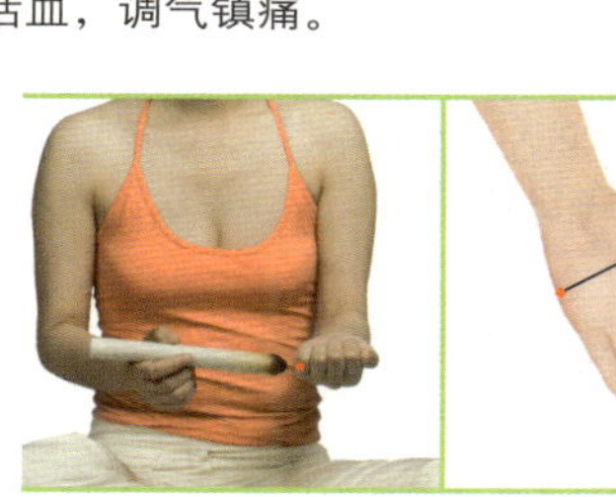

【取穴方法】 握拳，在小指指头弯曲处的外侧，有一条明显的横纹，在此横纹的尽头就是后溪穴，左右各一。

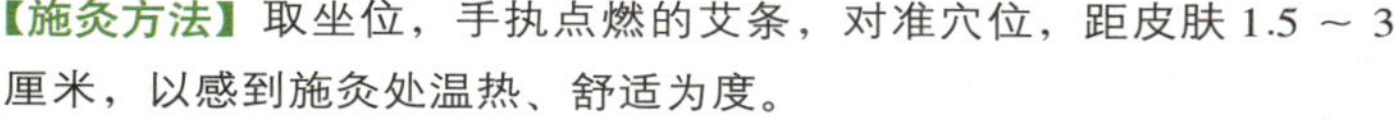

【施灸方法】 取坐位，手执点燃的艾条，对准穴位，距皮肤 1.5 ～ 3 厘米，以感到施灸处温热、舒适为度。

【施灸时间】 每日灸 1 次，每次灸 5 ～ 10 分钟，灸至皮肤产生红晕为止。

【功效】 疏经利窍，宁神。

〔肩周炎〕

肩周炎又称肩关节周围炎、漏肩风，是一种肩关节周围软组织与关节囊发生慢性退行性病理变化的疾病。此病的表现症状是早期肩关节呈阵发性疼痛，常因天气变化及劳累而诱发，以后逐渐发展为持续性疼痛，并逐渐加重至肩关节向各个方向的主动和被动活动均受限。艾灸治疗此病期间，要加强肩关节的功能运动，但注意不要扭伤和受凉。

Acupiont.01

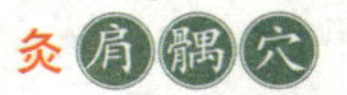

灸肩髃穴

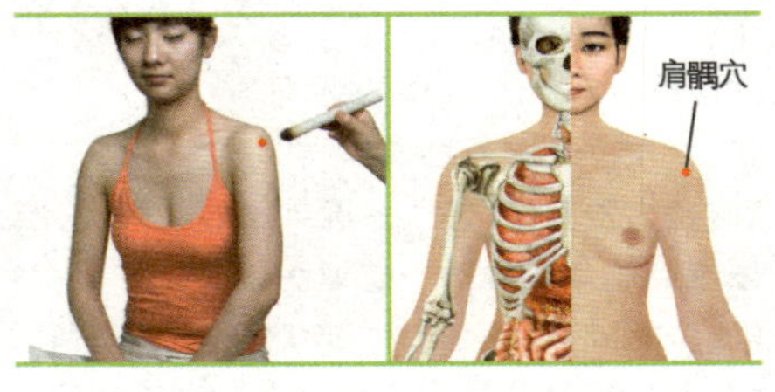

【取穴方法】肩髃穴位于上臂外展90度时，在肩部最高点前下缘的凹陷处。

【施灸方法】温和灸。被施灸者取坐位，施灸者手执点燃的艾条，对准穴位，距皮肤1.5～3厘米，以感到施灸处温热、舒适为度。

【施灸时间】每日灸1～2次，每次灸10～20分钟，灸至皮肤产生红晕为止。

【功效】疏散经络风湿，活血化瘀。

Acupiont.02

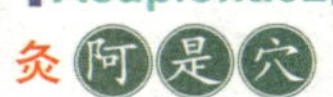

灸阿是穴

【取穴方法】阿是穴是在病变局部找的痛点。

【施灸方法】温和灸。被施灸者取坐位，施灸者手执点燃的艾条，对准穴位，距皮肤1.5～3厘米，以感到施灸处温热、舒适为度。

【施灸时间】每日灸 1 ～ 2 次，每次灸 10 ～ 20 分钟，灸至皮肤产生红晕为止。

【功效】缓解局部疼痛和不适。

Acupiont.03

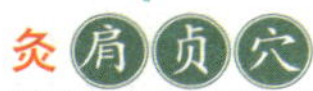

灸肩贞穴

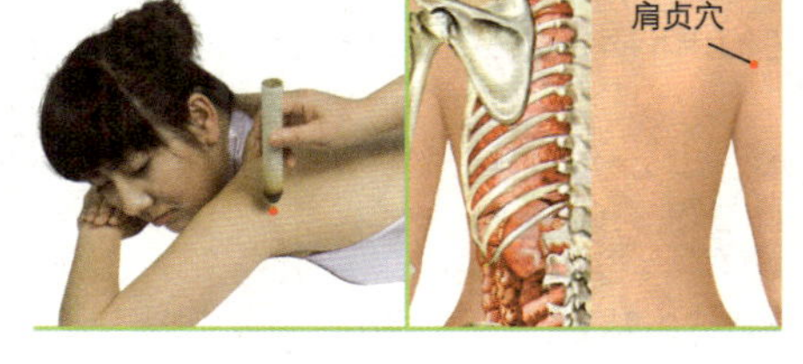

【取穴方法】当双肩下垂时，腋窝后方竖纹上方大拇指横宽的位置为肩贞穴，左右各一。

【施灸方法】温和灸。被施灸者取俯卧位，施灸者手执点燃的艾条，对准穴位，距皮肤 1.5 ～ 3 厘米，以感到施灸处温热、舒适为度。

【施灸时间】每日灸 1 ～ 2 次，每次灸 10 ～ 20 分钟，灸至皮肤产生红晕为止。

【功效】散热通经络，对治疗肩胛痛特别有效。

Acupiont.04

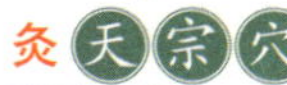

灸天宗穴

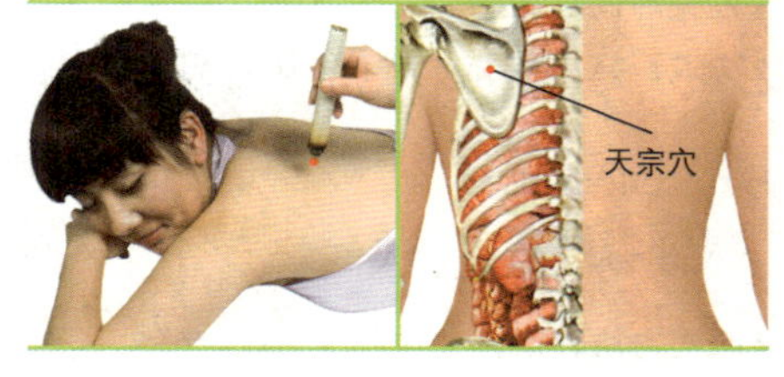

【取穴方法】天宗穴位于背部，大约在肩胛骨的中央，左右各一。按压时会有疼痛感传到手臂。

【施灸方法】温和灸。被施灸者取俯卧位，施灸者手执点燃的艾条，对准穴位，距皮肤 1.5 ～ 3 厘米，以感到施灸处温热、舒适为度。

【施灸时间】每日灸 1 ～ 2 次，每次灸 10 ～ 20 分钟，灸至皮肤产生红晕为止。

【功效】生发阳气。

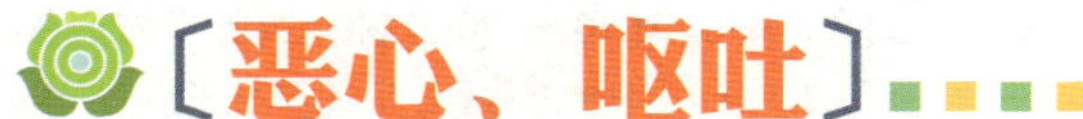

〔恶心、呕吐〕

恶心、呕吐是胃肠不适的一种表现，一般的表现过程是先恶，然后干呕，最后呕吐，但也有光呕不吐的现象。这主要是身体疾病影响到了胃，胃失和降，胃气上逆，从而出现恶心、呕吐。艾灸通过对以下穴位取 3 ~ 4 穴施灸，调理胃肠和体质，从而达到治疗恶心、呕吐的目的。

Acupiont.01

灸 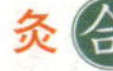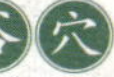合谷穴

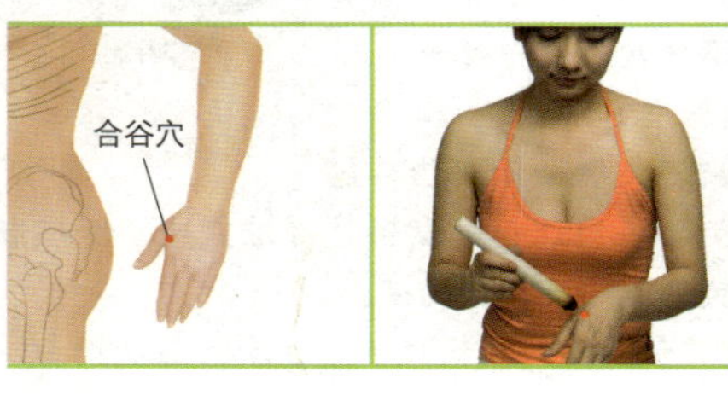

【取穴方法】一手的拇指第一个关节横纹正对另一手的虎口边，拇指屈曲按下，指尖所指处就是合谷穴。

【施灸方法】温和灸。手执点燃的艾条，对准穴位，距皮肤 1.5 ~ 3 厘米，以感到施灸处温热、舒适为度。

【施灸时间】每日灸 2 ~ 3 次，每次灸 10 ~ 20 分钟。

【功效】祛风散寒，解表清肺，防止外邪传里。

Acupiont.02

灸 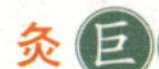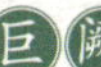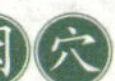巨阙穴

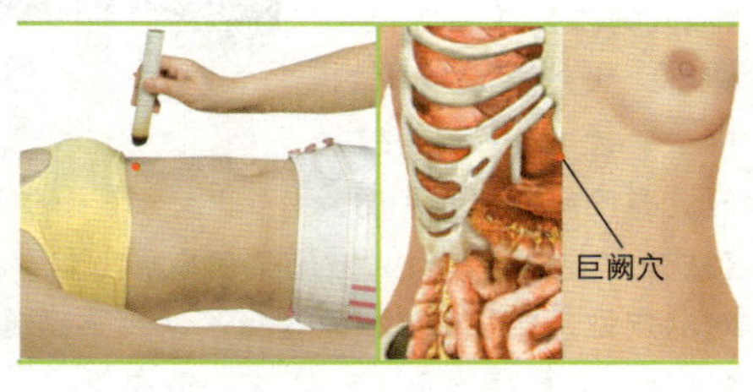

【取穴方法】巨阙穴位于身体胸线中央，左右肋弓相交之处，再向下约 2 横指宽处。

【施灸方法】温和灸。被施灸者平躺，施灸者站于一旁，手执点燃的艾条的一端对准施灸部位，距离皮肤 3 厘米，平行往复左右方向或

反复旋转施灸。

【施灸时间】每日灸 2 ~ 3 次，每次灸 10 ~ 20 分钟。

【功效】安神宁心，宽胸止痛。

Acupiont.03

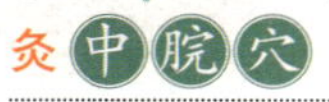

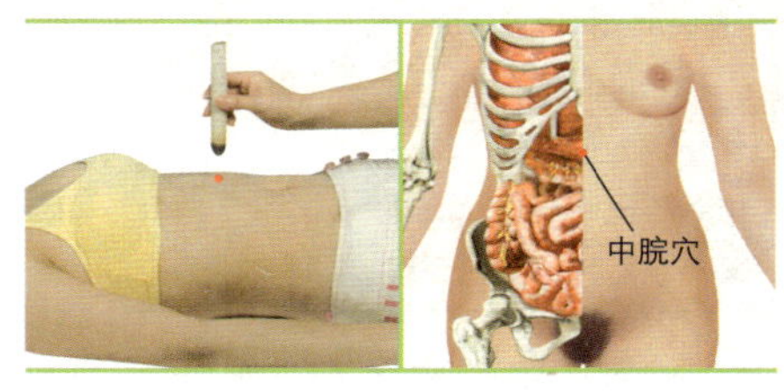

【取穴方法】中脘穴位于身体的中心线上，距离肚脐上方约 6 横指宽处。

【施灸方法】温和灸。被施灸者平卧，施灸者站于一旁，手执点燃的艾条的一端对准施灸部位，距离皮肤 3 厘米，平行往复左右方向或反复旋转施灸。

【施灸时间】每日灸 2 ~ 3 次，每次灸 10 ~ 20 分钟。

【功效】和胃健脾。

Acupiont.04

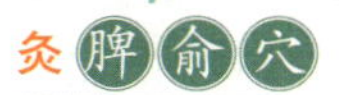

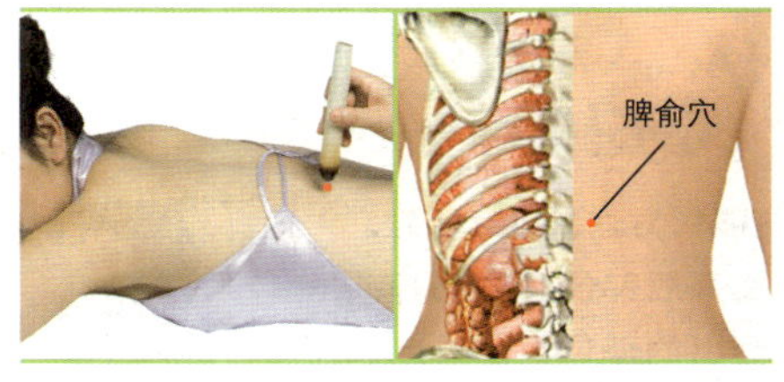

【取穴方法】脾俞穴位于第 11 胸椎棘突下旁开 2 横指处，左右各一。取穴时，可以将身体站直，两只手臂贴紧腰部，位于手肘高度附近的胸椎为第 11 胸椎，这个地方左右两侧就是脾俞穴。

【施灸方法】温和灸。被施灸者俯卧，施灸者站于一旁，手执点燃的艾条的一端对准施灸部位，距离皮肤 3 厘米，平行往复左右方向或反复旋转施灸。

【施灸时间】每日灸 2 ~ 3 次，每次灸 10 ~ 20 分钟。

【功效】调理肝脾。

辨证施灸，温养祛百病

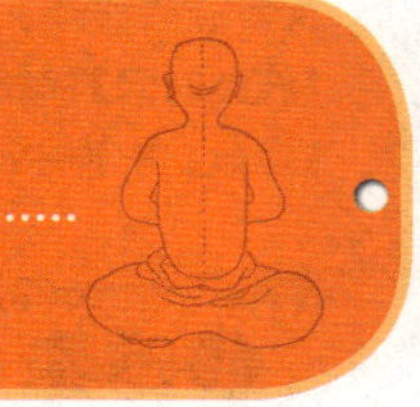

〔感冒〕

感冒，中医称之为“伤风”，是外因作用于内因的后果。外因是由于天气多变，不注意保暖，于是感冒就悄然而至。内因是过于劳累不注意休息，结果阳气不固外，风邪内侵皮毛，就患上了感冒。其表现症状是鼻塞、咳嗽、头痛、恶寒发热、全身不适。针对感冒的患病原因，艾灸采用 5 ~ 6 位取穴的方法，疏散风邪，解表宣肺，有效地治疗和预防感冒。

Acupiont.01

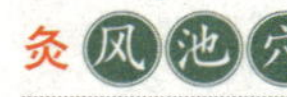

灸风池穴

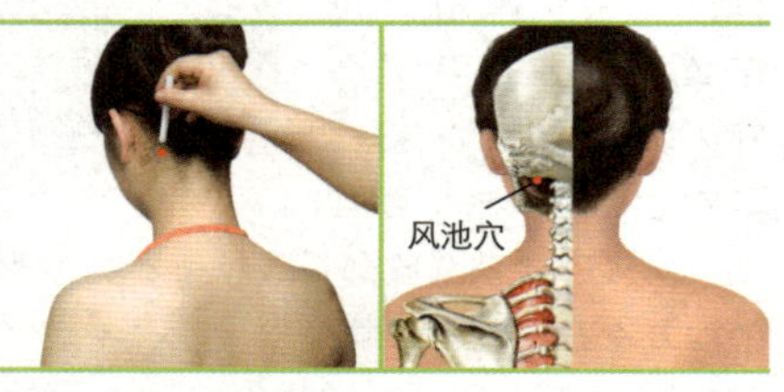

【取穴方法】颈部后方，在耳后部位会碰到骨头凸出的部位，越过此凸出的部位，大约是在靠近发际凹陷处的下方是风池穴，左右各一。

【施灸方法】温和灸。被施灸者取坐位，施灸者手执点燃的艾条，悬于穴位之上，使艾火距离皮肤 2 ~ 3 厘米进行熏烤。

【施灸时间】每日 1 次，每次 10 ~ 20 分钟。

【功效】通经活络止痛。

Acupiont.02

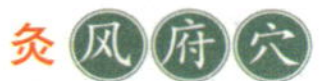

灸风府穴

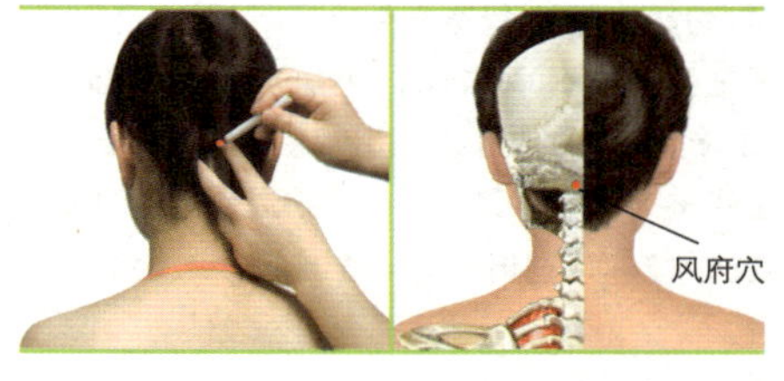

【取穴方法】低头时，位于后脑勺中央的发际附近，往上大拇指横宽处为风府穴。

【施灸方法】温和灸。被施灸者取坐位，施灸者手执点燃的艾条，悬于穴位之上，使艾火距离皮肤 2 ～ 3 厘米进行熏烤。

【施灸时间】每日 1 次，每次 10 ～ 20 分钟。

【功效】疏导体内的寒气。

Acupiont.03

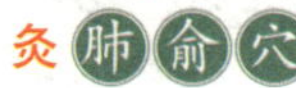

灸肺俞穴

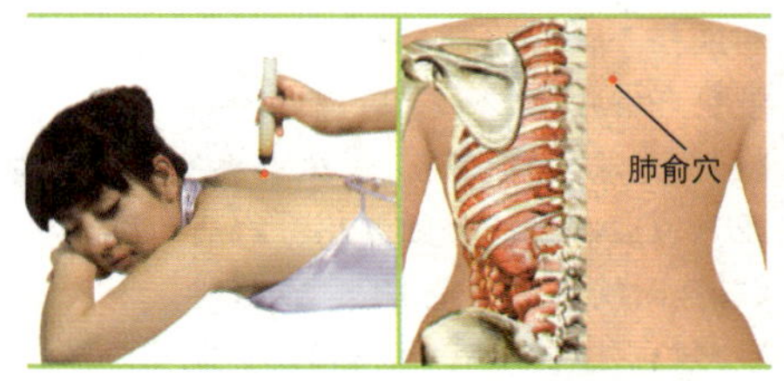

【取穴方法】肺俞穴位于背部第 3 胸椎的左右两侧，距离脊椎约比大拇指稍宽的地方。

【施灸方法】旋回灸。被施灸者俯卧，施灸者站于一旁，手执点燃的艾条的一端对准施灸部位，距离皮肤 3 厘米，平行往复左右方向或反复旋转施灸。

【施灸时间】每日灸 1 次，每次灸 10 ～ 15 分钟，灸至皮肤产生红晕为止，最好在每晚临睡前灸。

【功效】能理气宁心，散发肺脏之热，清肺止咳。

Acupiont.04

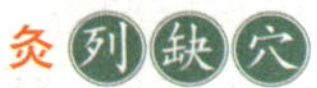

灸列缺穴

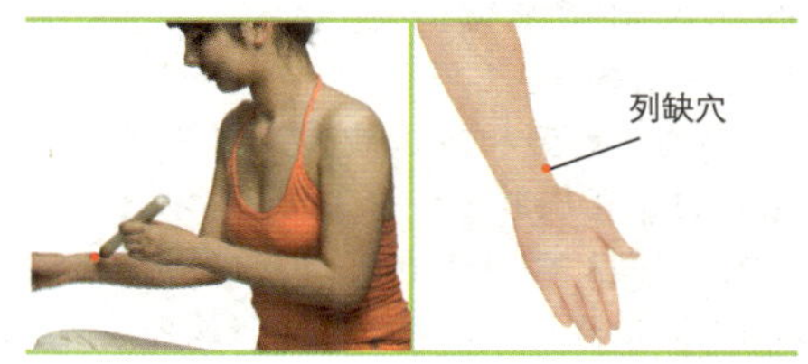

【取穴方法】将手掌朝上，从手掌横纹的拇指侧方向寻找，往手肘方

向约比大拇指稍宽之处为列缺穴，左右各一。

【施灸方法】取坐位，手执点燃的艾条，对准穴位，距皮肤 1.5 ~ 3 厘米，以感到施灸处温热、舒适为度。

【施灸时间】每日灸 1 次，每次灸 10 ~ 15 分钟，灸至皮肤产生红晕为止。

【功效】有宣肺散邪、通调经脉之功效，可以清肺止咳。

Acupiont.05

灸合谷穴

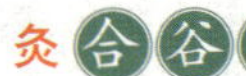
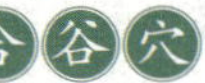

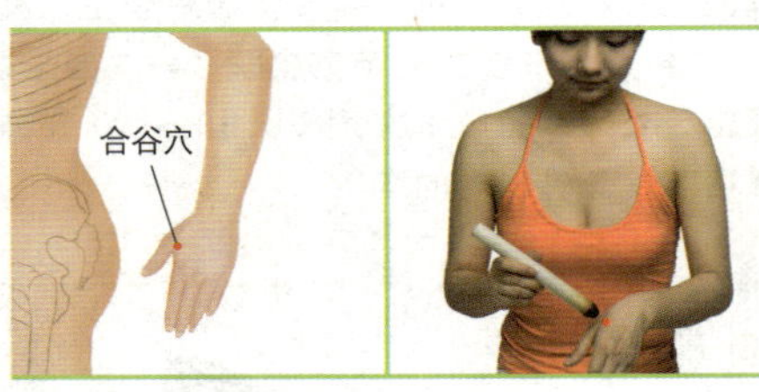

【取穴方法】一手的拇指第一个关节横纹正对另一手的虎口边，拇指屈曲按下，指尖所指处就是合谷穴。

【施灸方法】温和灸。手执点燃的艾条，对准穴位，距皮肤 1.5 ~ 3 厘米，以感到施灸处温热、舒适为度。

【施灸时间】每次灸 10 ~ 20 分钟，一般每周灸 3 ~ 4 次。

【功效】祛风散寒，解表清肺，防止外邪传里。

Acupiont.06

灸大杼穴

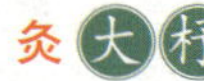
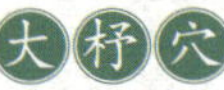

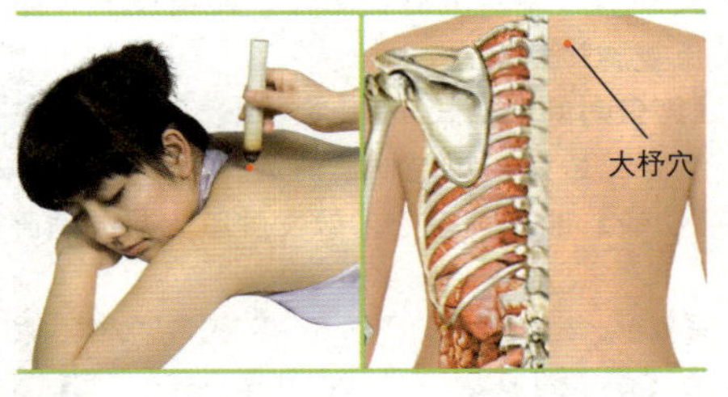

【取穴方法】大杼穴位于肩胛内侧，第一胸椎下方的凹陷处，往两旁约比大拇指稍宽的地方，左右各一。

【施灸方法】温和灸。被施灸者俯卧，施灸者手执点燃的艾条，对准穴位，距皮肤 1.5 ~ 3 厘米，以感到施灸处温热、舒适为度。

【施灸时间】每次灸 10 ~ 20 分钟，一般每周灸 3 ~ 4 次。

【功效】散寒止痛，对减轻全身酸痛特别有效。

〔咳嗽〕

咳嗽是因外感六淫，脏腑内伤，影响于肺所致有声有痰之症。家庭施用艾灸，可以取大椎穴、膻中穴、膏肓穴、列缺穴、足三里穴来施灸，同时针对不同的症状，配以相应的副穴。

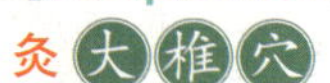

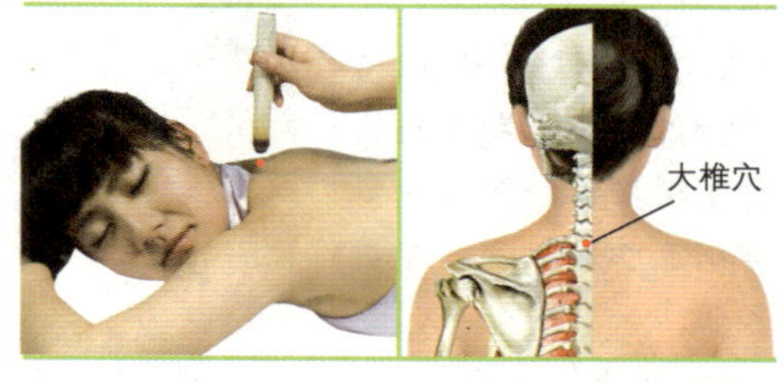

【取穴方法】大椎穴位于颈部下端，第7颈椎棘突下凹陷中。取穴时，将颈部稍微向前倾，往颈部与背部交界附近找寻，可以触摸有一凸出的最高点是第7颈椎，其下方的凹陷处就是大椎穴。

【施灸方法】温和灸。被施灸者俯卧，施灸者手执点燃的艾条的一端对准施灸部位，距离皮肤3厘米，平行往复左右方向或反复旋转施灸。

【施灸时间】每日灸1～2次，每次灸20分钟左右，灸至皮肤产生红晕为止。

【功效】散寒解表，温阳疏风。

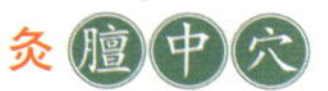

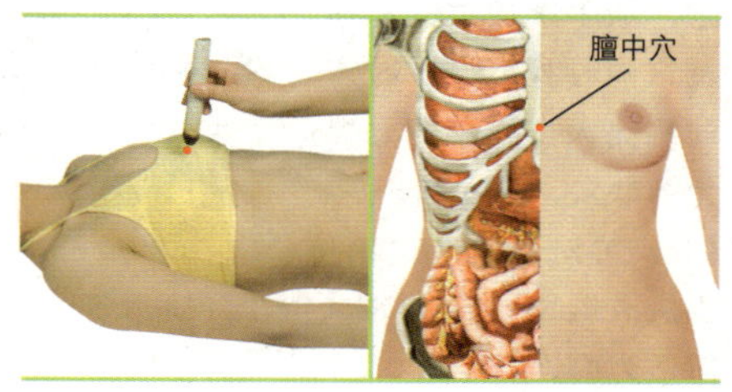

【取穴方法】膻中穴位于胸部正中线上，两乳头连线与胸骨中线的交点。

【施灸方法】温和灸。被施灸者仰卧，施灸者站于一旁，手执点燃的艾条的一端对准施灸部位，距离皮肤 3 厘米，平行往复左右方向或反复旋转施灸。

【施灸时间】每日灸 1 次，每次灸 3 ~ 7 分钟。

【功效】宽胸理气，活血通络，清肺止喘，舒畅心胸。

Acupiont.03

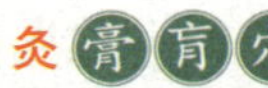

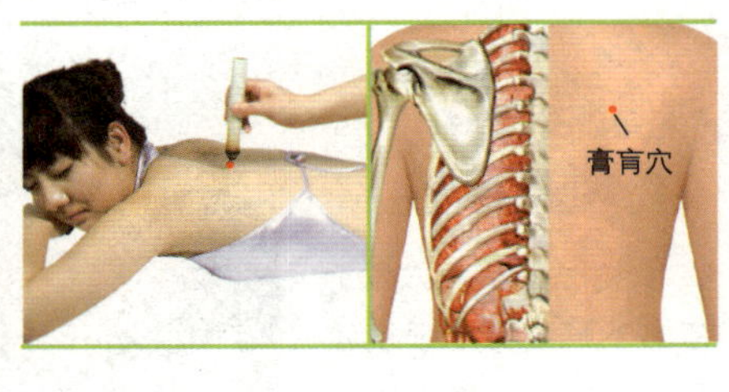

【取穴方法】膏肓穴位于背部，距离第 4 胸椎约 4 横指宽的第 4 肋骨与第 5 肋骨之间，左右各一。

【施灸方法】温和灸。被施灸者俯卧，施灸者站于一旁，手执点燃的艾条的一端对准施灸部位，距离皮肤 3 厘米，平行往复左右方向或反复旋转施灸。

【施灸时间】每日灸 1 ~ 2 次，每次灸 7 ~ 15 分钟。

【功效】强身健骨，扶助正气，调和全身气血，促进身体健康。

Acupiont.04

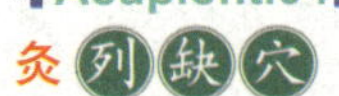

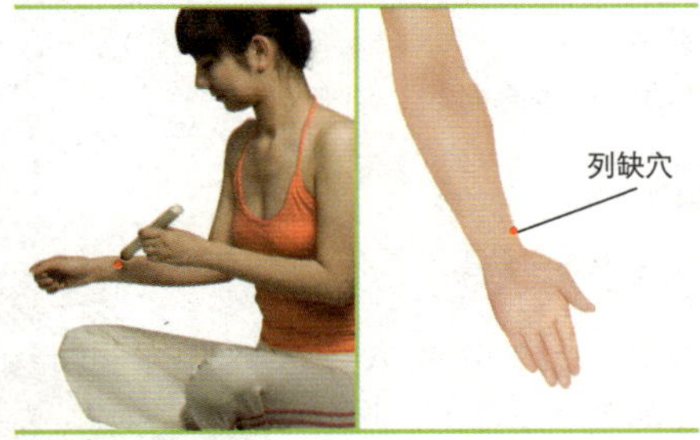

【取穴方法】将手掌朝上，从手掌横纹的拇指侧方向寻找，往手肘方向约比大拇指稍宽之处为列缺穴，左右各一。

【施灸方法】取坐位，手执点燃的艾条，对准穴位，距皮肤 1.5 ~ 3 厘米，以感到施灸处温热、舒适为度。

【施灸时间】每日灸 1 次,每次灸 3 ～7 分钟,灸至皮肤产生红晕为止。

【功效】宣肺散邪，通调经脉。

Acupiont.05

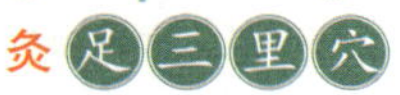

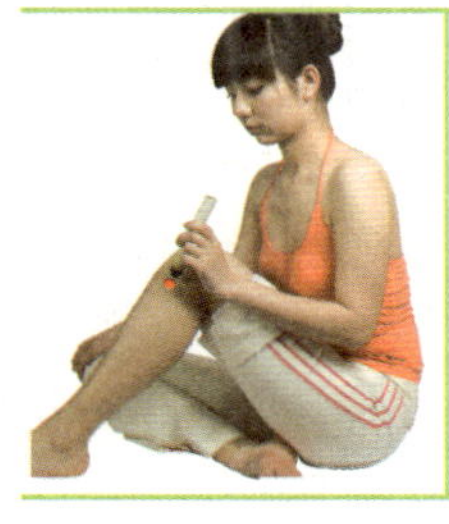

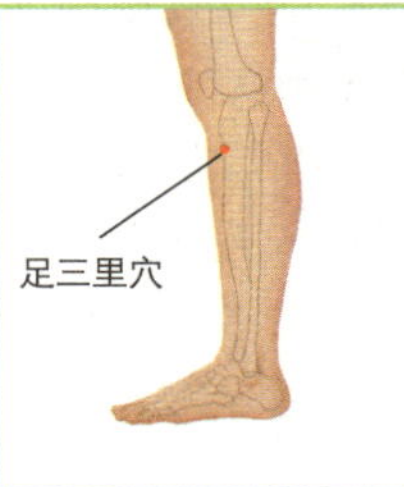

【取穴方法】足三里穴位于膝盖下方凹陷约 2 横指宽的地方,左右各一。

【施灸方法】温和灸。取坐位，手执点燃的艾条，对准穴位，距皮肤 1.5 ～ 3 厘米，以感到施灸处温热、舒适为度。也可以用艾灸罐旋灸。

【施灸时间】每日灸 1 次，每次灸 3 ～ 15 分钟，灸至皮肤产生红晕为止，最好在每晚临睡前灸。

【功效】调节机体免疫力，增强抗病能力，调理脾胃。

Acupiont.06

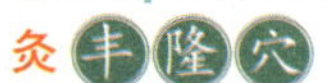

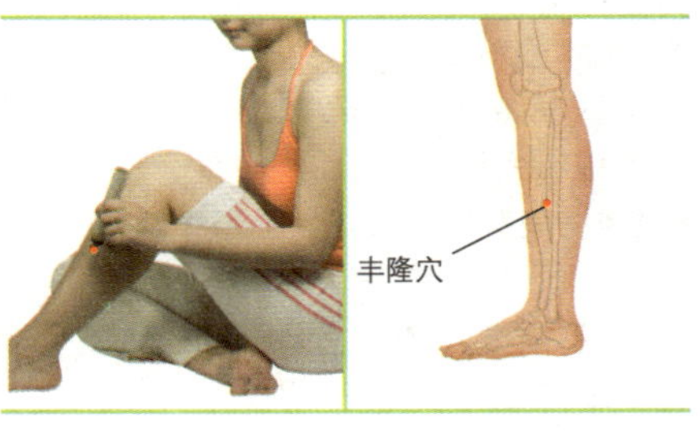

【取穴方法】丰隆穴位于脚部外踝尖直上 8 寸(4 个 3 横指宽)，距胫骨前缘 2 横指处，左右各有一穴。取穴时，取外踝尖到膝中的中点，然后再沿胫骨外缘取 2 横指处就是丰隆穴。

【施灸方法】温和灸。灸丰隆穴时，取坐位，手执点燃的艾条，对准穴位，距皮肤 1.5 ～ 3 厘米，以感到施灸处温热、舒适为度。

【施灸时间】每日灸 1 次，每次灸 3 ～ 15 分钟,灸至皮肤产生红晕为止。

【功效】调理肝脾，和胃气，化痰湿，清神志。

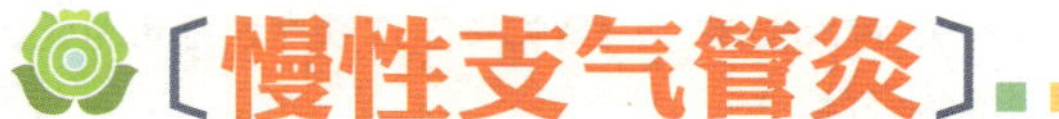

慢性支气管炎

慢性支气管炎是由于感染或非感染因素引起气管、支气管黏膜及其周围组织的慢性非特异性炎症。从中医的角度看，是由于风、寒、热、燥等外邪，从皮毛、口鼻而入，肺首当其冲而致肺气闭遏不通，失其清肃之令，肺气上逆而咳喘。其表现症状是咳嗽、咳痰或伴有喘息及反复发作。运用艾灸的方法，取穴施灸，可疏散外邪，宣通肺气。

Acupiont.01

灸 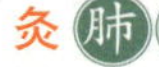 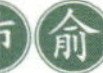 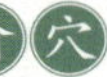

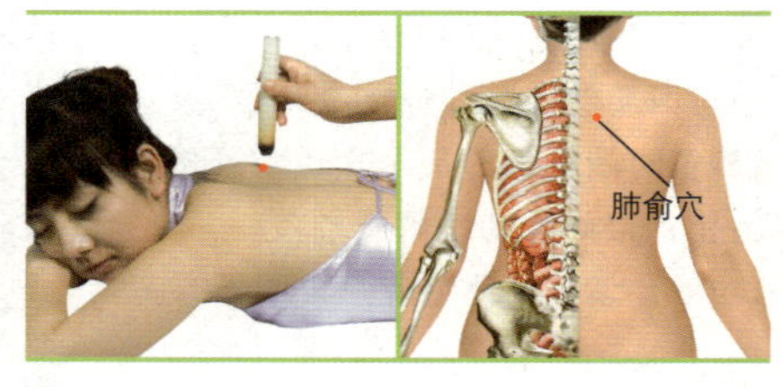

【取穴方法】肺俞穴位于背部第3胸椎的左右两侧，距离脊椎约比大拇指稍宽的地方。

【施灸方法】温和灸。被施灸者俯卧，施灸者站于一旁，手执点燃的艾条的一端对准施灸部位，距离皮肤3厘米，平行往复左右方向或反复旋转施灸。

【施灸时间】每日灸1次，每次灸10～15分钟，灸至皮肤产生红晕为止，最好在每晚临睡前灸。

【功效】能理气宁心，散发肺脏之热，清肺止咳。

Acupiont.02

灸 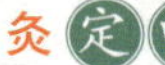  

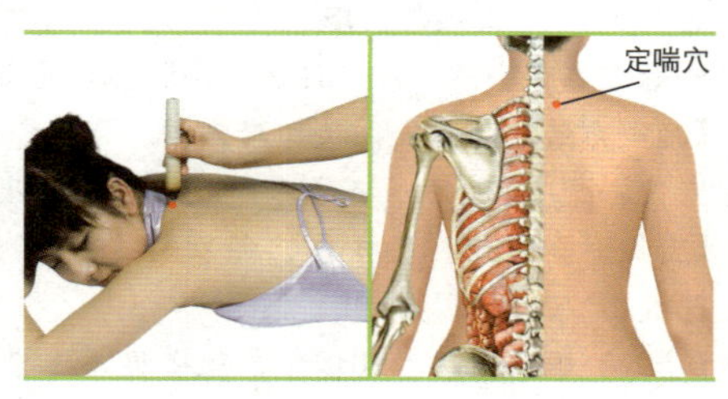

【取穴方法】定喘穴为背部经外穴，位于第7颈椎棘突下，旁边半个大拇指的距离。

【施灸方法】温和灸。被施灸者俯卧，施灸者站于一旁，手执点燃的艾条的一端对准施灸部位，距离皮肤 3 厘米，平行往复左右方向或反复旋转施灸。

【施灸时间】每日灸 1 次，每次灸 10 ～ 15 分钟，灸至皮肤产生红晕为止，最好在每晚临睡前灸。

【功效】止咳平喘，通宣理肺。

Acupiont.03

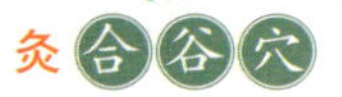

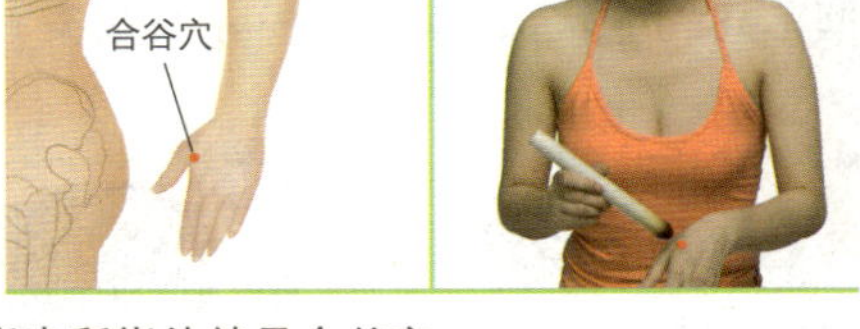

【取穴方法】拇指第一个关节横纹正对另一手的虎口边，拇指屈曲按下，指尖所指处就是合谷穴。

【施灸方法】温和灸。手执点燃的艾条，对准穴位，距皮肤 1.5 ～ 3 厘米，以感到施灸处温热、舒适为度。

【施灸时间】每日灸 1 次，每次灸 10 ～20 分钟，一般每周灸 3 ～ 4 次。

【功效】祛风散寒，解表清肺，防止外邪传里。

Acupiont.04

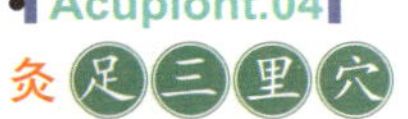

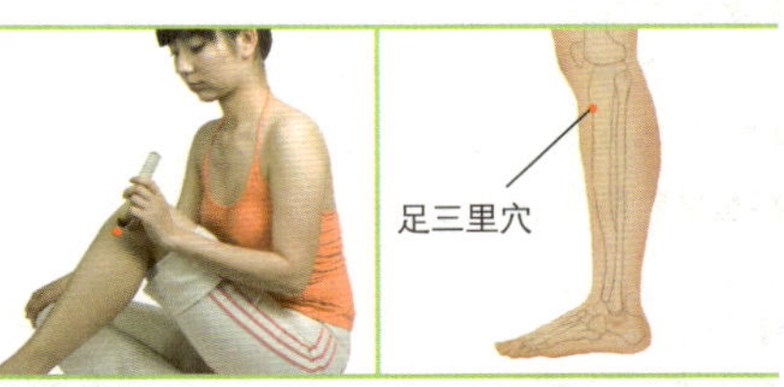

【取穴方法】足三里穴位于膝盖下方凹陷约 2 横指宽的地方，左右各一。

【施灸方法】温和灸。被施灸者平躺，施灸者手执点燃的艾条，对准穴位，距皮肤 1.5 ～ 3 厘米，以被施灸者感到施灸处温热、舒适为度。此穴位也可以自己来做，取坐位，手执点燃的艾条，对准穴位，距皮肤 1.5 ～ 3 厘米，以感到施灸处温热、舒适为度。

【施灸时间】每日灸 1 次，每次灸 3 ～ 15 分钟，灸至皮肤产生红晕为止，最好在每晚临睡前灸。

【功效】能使气血源源不断生长。

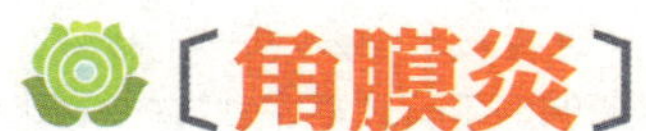

角膜炎

角膜炎是常见的外眼疾病，是由细菌、病毒感染导致的，严重的可以导致失明。此病的表现症状是患眼有异物感，刺痛甚至烧灼感，球结膜表面混合性充血，同时怕光、流泪等。中医认为，这种病基本上是外感，因此艾灸治疗此病时，根据不同的症状，每次取 3 ～ 4 穴施灸，以祛风清热，清肝泻火。

Acupiont.01

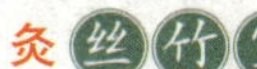

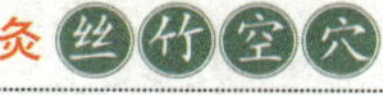

灸丝竹空穴

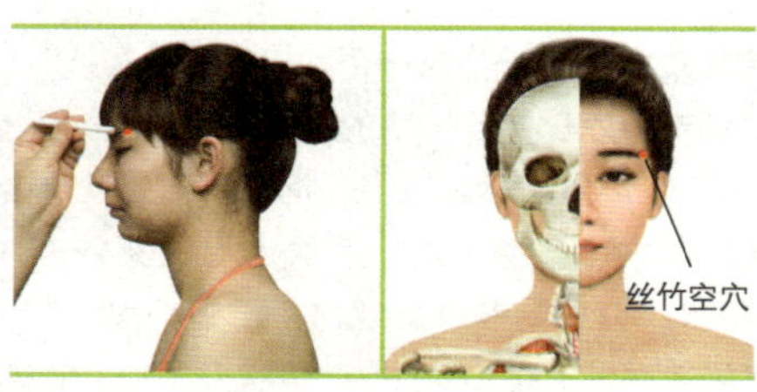

【取穴方法】 丝竹空穴位于眉梢凹陷处，左右各有一穴。取穴时，用指尖在眉毛尾端上下轻轻滑动，可触摸到凹陷处就是丝竹空。

【施灸方法】 温和灸。取坐位，手执点燃的艾条，对准穴位，距皮肤 1.5 ～ 3 厘米，以感到施灸处温热、舒适为度。

【施灸时间】 每日灸 1 次，每次灸 5 ～ 15 分钟，一般 10 天为一个疗程。

【功效】 降浊除湿。

Acupiont.02

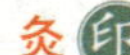

灸印堂穴

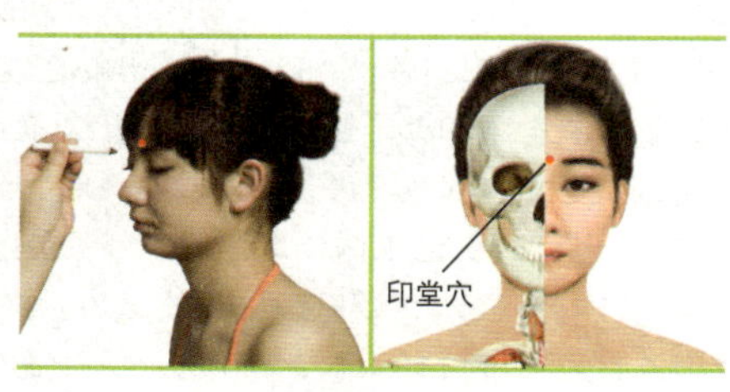

【取穴方法】 印堂穴位于前额，在两眉头间连线与前正中线之交点处，即左右眉头的中点。

【施灸方法】 温和灸。取坐位，手执点燃的艾条，对准穴位，距皮肤 1.5 ～ 3 厘米，以感到施灸处温热、舒适为度。

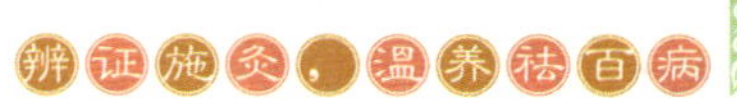

【施灸时间】每日灸 1 次，每次灸 5 ～ 15 分钟，一般 10 天为一个疗程。

【功效】清头明目，通鼻开窍。

Acupiont.03

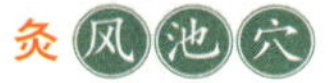

灸风池穴

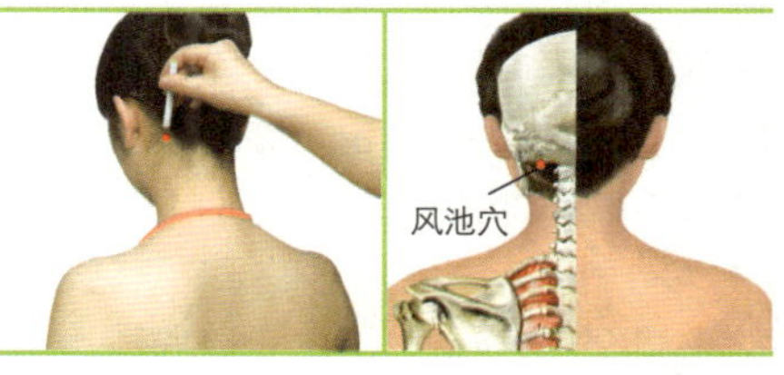

【取穴方法】风池穴位于颈后两侧枕骨下方的凹陷处，左右各有一穴。取穴时，在后头骨凹陷处可找到两条大筋，在两条大筋外侧与该凹陷水平的发际凹陷处就是风池穴。

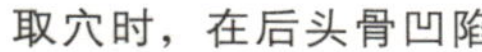

【施灸方法】温和灸。被施灸者取坐位，施灸者手执点燃的艾条，对准穴位，距皮肤 1.5 ～ 3 厘米，以被施灸者感到施灸处温热、舒适为度。

【施灸时间】每日灸 1 次，每次灸 5 ～ 15 分钟，灸至皮肤产生红晕为止。

【功效】通经活络止痛。

Acupiont.04

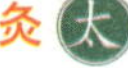

灸太阳穴

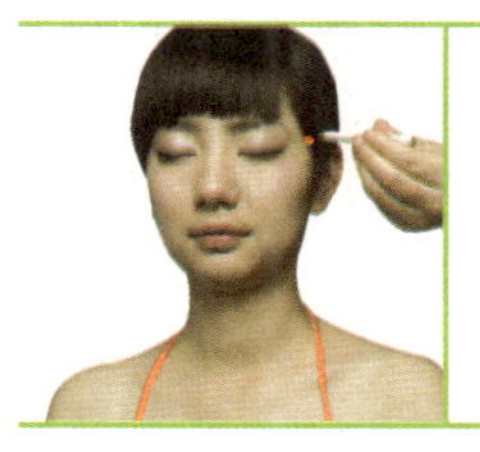

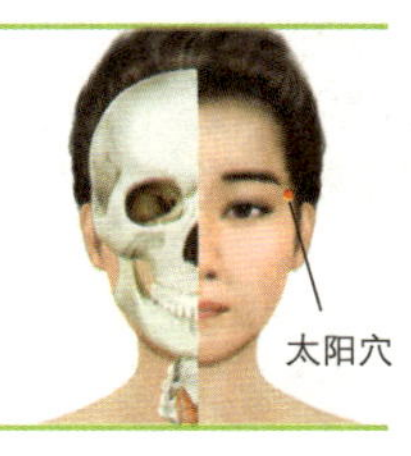

【取穴方法】太阳穴在前额两侧，外眼角延长线的上方，左右各有一穴。取穴时，沿眼角和眉尾中间的水平延长线向耳部摸，触到的头骨凹陷处就是太阳穴。

【施灸方法】温和灸。手执点燃的艾条，对准穴位，距皮肤 1.5 ～ 3 厘米，以感到施灸处温热、舒适为度。

【施灸时间】每次灸 20 分钟，一般每周灸 3 ～ 4 次。

【功效】止痛醒脑，振奋精神。

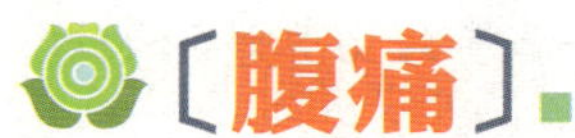

〔腹痛〕

腹痛是指由于各种原因引起的腹腔内外脏器的病变，而表现为腹部的疼痛。《症因脉治》卷四上说："痛在胃之下，脐之四旁，毛际之上，名曰腹痛。"腹痛的原因多种多样，根据其疼痛部位的不同，可以用艾灸有针对性地施行温和灸。

Acupiont.01

灸中脘穴

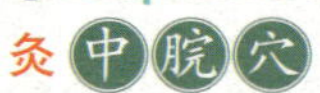

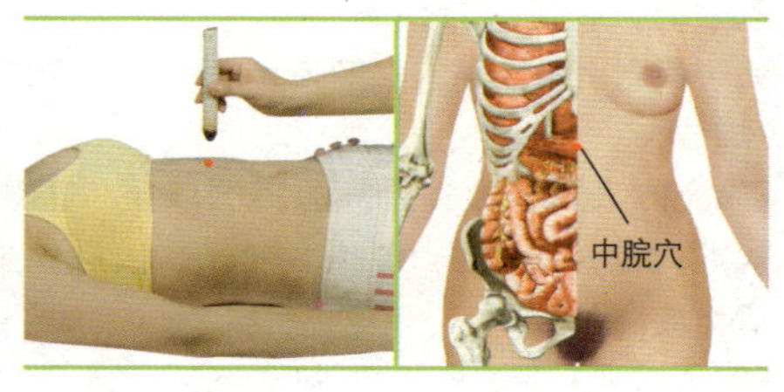

【取穴方法】 中脘穴位于身体的中心线上，距离肚脐上方约6横指宽处。

【施灸方法】 温和灸。被施灸者平卧，施灸者站于一旁，手执点燃的艾条的一端对准施灸部位，距离皮肤3厘米，平行往复左右方向或反复旋转施灸。

【施灸时间】 每日灸1～2次，每次灸10～15分钟，灸至皮肤产生红晕为止。

【功效】 和胃健脾，对治疗上腹痛特别有效。

Acupiont.02

灸天枢穴

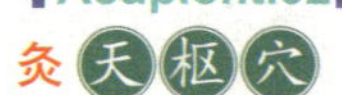

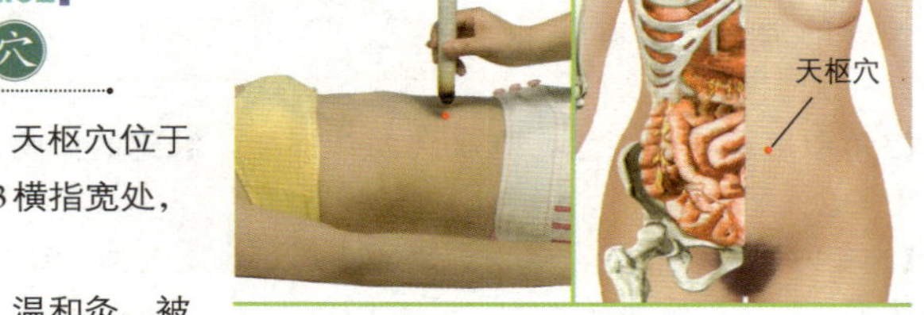

【取穴方法】 天枢穴位于肚脐两侧约3横指宽处，左右各一。

【施灸方法】 温和灸。被施灸者仰卧，施灸者手执点燃的艾条，对准穴位，距皮肤1.5～3厘米，以感到施灸处温热、舒适为度。

【施灸时间】每日灸 1 次，每次灸 10 ～ 20 分钟，一般 10 天为一个疗程。

【功效】疏通大肠腑气，使津生而便通。

Acupiont.03

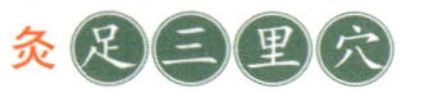

灸足三里穴

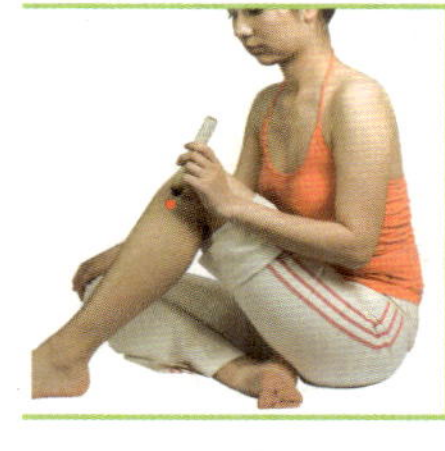

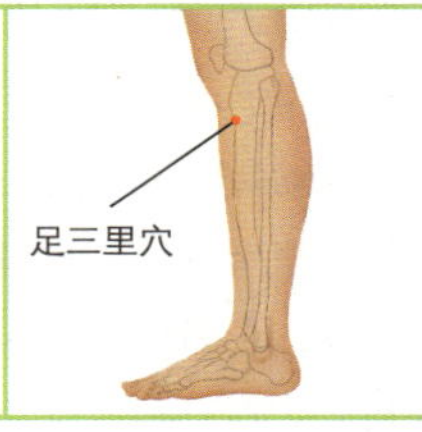

【取穴方法】足三里穴位于穴位于膝盖下方凹陷约 2 横指宽的地方，左右各一。

【施灸方法】温和灸。被施灸者平躺，施灸者手执点燃的艾条，对准穴位，距皮肤 1.5 ～ 3 厘米，以施灸者感到施灸处温热、舒适为度。此穴位也可以自己来做，取坐位，手执点燃的艾条，对准穴位，距皮肤 1.5 ～ 3 厘米，以感到施灸处温热、舒适为度。

【施灸时间】每日灸 1 次，每次灸 3 ～ 15 分钟，灸至皮肤产生红晕为止，最好在每晚临睡前灸。

【功效】能使气血源源不断生长。

"艾"叮咛

因肚子受了凉而产生的腹痛，即寒性腹痛，很适合采用艾灸的方法治疗。从药房里买来艾条，点燃后在肚脐的上方缓缓来回移动，被施灸者会感到有一股温热传入腹部，这种施灸方法很舒服，既见效快，又花钱少。

艾灸前后腹痛患者要注意节制饮食，适寒温，调情志。因为受寒而腹痛的，要注意保温；因为肾虚而腹痛的，应该吃容易消化的食物；因为积热而腹痛的，注意不要吃肥甘厚味和醇厚辛辣的食物；因为积食难消而腹痛的，要注意节制饮食；因为气滞而腹痛的，要保持心情舒畅。

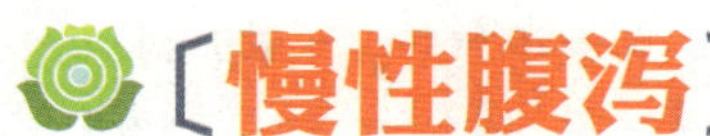

慢性腹泻

腹泻，又称泄泻，是指大便次数增多，粪便稀薄，甚至排出的是水样的粪便，可分为急性腹泻和慢性腹泻两种。慢性腹泻的表现症状是排便次数明显超过平日习惯的频率，粪质稀薄。中医认为，腹泻是因各种原因导致脾胃运化失常，或元气不足，脾肾虚衰所致。艾灸对于治疗慢性腹泻效果很好，每次取 3 ～ 4 穴温和施灸，可以治疗腹泻。

Acupiont.01

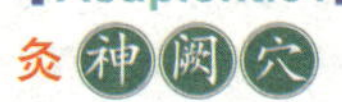

灸神阙穴

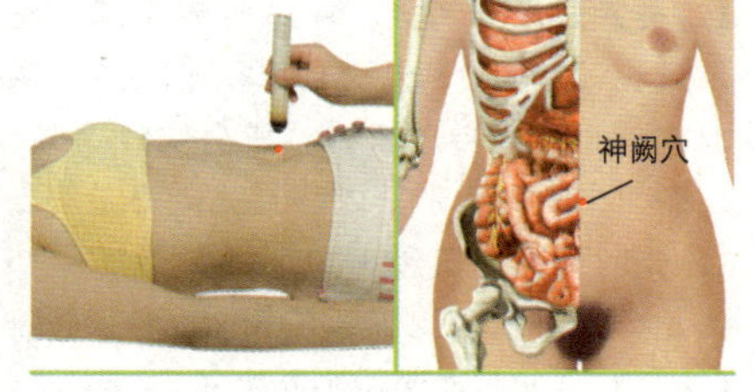

【取穴方法】神阙穴位于肚脐的正中。

【施灸方法】温和灸。被施灸者平卧，施灸者站于一旁，手执点燃的艾条的一端对准施灸部位，距离皮肤 3 厘米，平行往复左右方向或反复旋转施灸。

【施灸时间】每日灸 1 ～ 2 次，每次灸 10 ～ 15 分钟，灸至皮肤产生红晕为止。

【功效】温经祛寒，平和阴阳，调理气血。

Acupiont.02

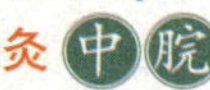
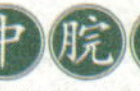

灸中脘穴

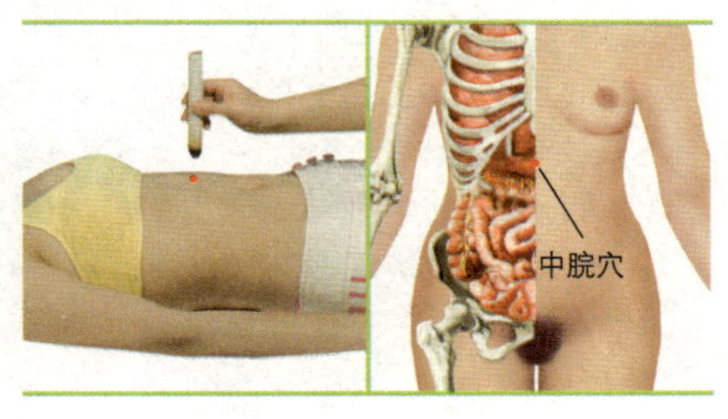

【取穴方法】中脘穴位于胸骨下端与肚脐连线的中点处。

【施灸方法】温和灸。

被施灸者平卧，施灸者站于一旁，手执点燃的艾条的一端对准施灸部位，距离皮肤 3 厘米，平行往复左右方向或反复旋转施灸。

【施灸时间】 每日灸 1 ～ 2 次，每次灸 10 ～ 15 分钟，灸至皮肤产生红晕为止。

【功效】 健脾和胃。

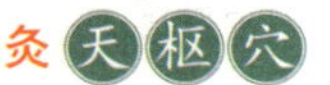

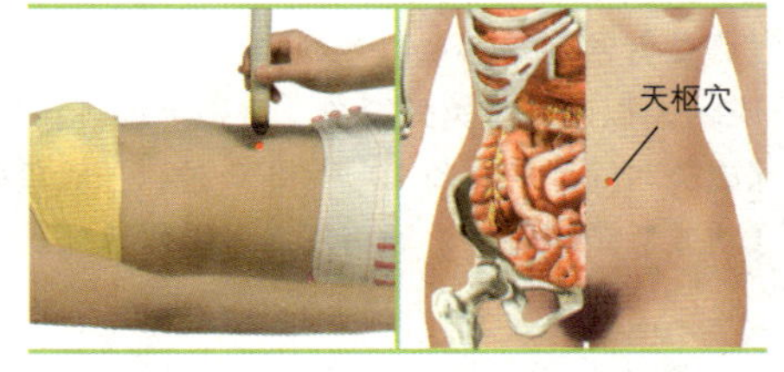

【取穴方法】 天枢穴位于肚脐两侧约 3 横指宽处。

【施灸方法】 温和灸。

被施灸者仰卧，施灸者手执点燃的艾条，对准穴位，距皮肤 1.5 ～ 3 厘米，以感到施灸处温热、舒适为度。

【施灸时间】 每日灸 1 次，每次灸 10 ～ 20 分钟，一般 10 天为一个疗程。

【功效】 疏通大肠腑气，使津生而便通。

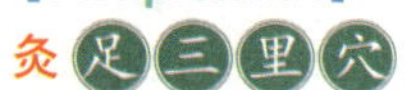

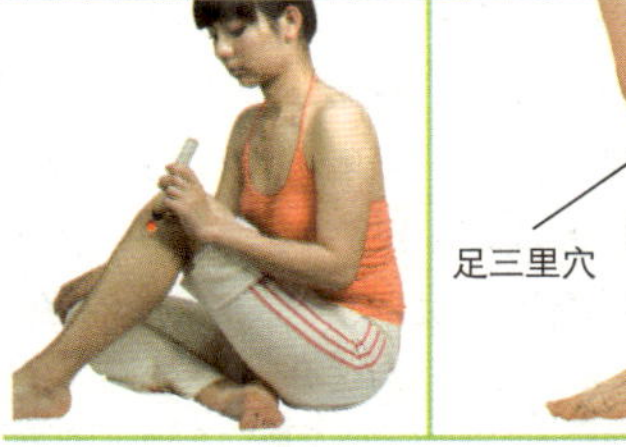

【取穴方法】 足三里穴位于膝盖下方凹陷约 2 横指宽的地方,左右各一。

【施灸方法】 温和灸。

取坐位，手执点燃的艾条，对准穴位，距皮肤 1.5 ～ 3 厘米，以感到施灸处温热、舒适为度。

【施灸时间】 每日灸 1 次，每次灸 3 ～ 15 分钟，灸至皮肤产生红晕为止，最好在每晚临睡前灸。

【功效】 能使气血源源不断生长。

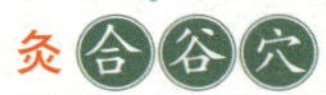

Acupiont.05 灸合谷穴

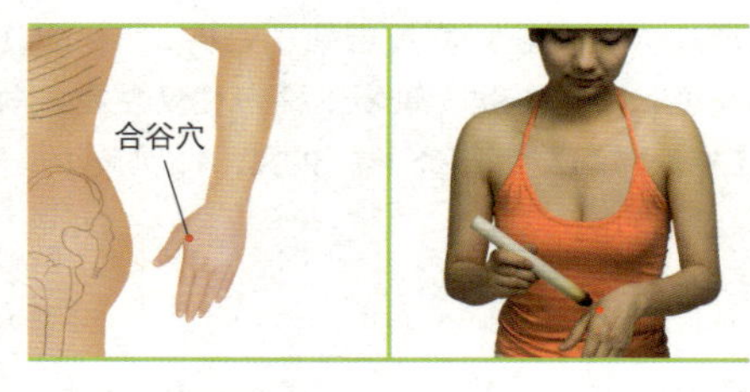

【取穴方法】一手的拇指第一个关节横纹正对另一手的虎口边，拇指屈曲按下,指尖所指处就是合谷穴。

【施灸方法】温和灸。手执点燃的艾条，对准穴位，距皮肤 1.5 ~ 3 厘米，以感到施灸处温热、舒适为度。

【施灸时间】每次灸 10 ~ 20 分钟，一般每周灸 3 ~ 4 次。

【功效】镇静安神，通络活血，调气镇痛。

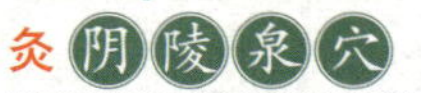

Acupiont.06 灸阴陵泉穴

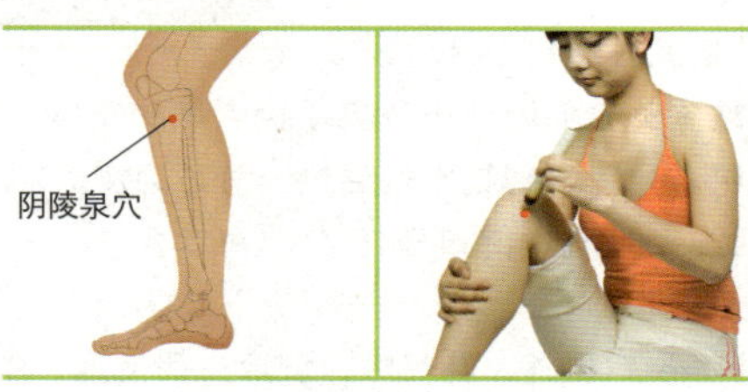

【取穴方法】阴陵泉穴位于小腿内侧，膝下胫骨内侧凹陷中，与阳陵泉穴相对，左右各有一穴。取穴时，在膝盖内侧横纹上方会摸到一个突起的骨头，在该骨的下方和内侧会摸到一个凹陷的地方，按压时会感到剧烈疼痛。

【施灸方法】温和灸。被施灸者取坐位，施穴者手执点燃的艾条，对准穴位,距皮肤 1.5 ~ 3 厘米,以被施灸者感到施灸处温热、舒适为度。

【施灸时间】每日灸 1 次,每次灸 3 ~ 15 分钟,灸至皮肤产生红晕为止。

【功效】清利温热，健脾理气，益肾调经，通经活络。

“艾”叮咛

腹泻患者可以通过家庭服药并配合饮食调理的方法来进行。多吃流食，如牛奶、菜汁、果汁、蛋汤、软面、稀粥等水分丰富的食物，以补充腹泻时损失的大量水分。

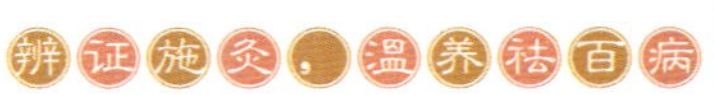

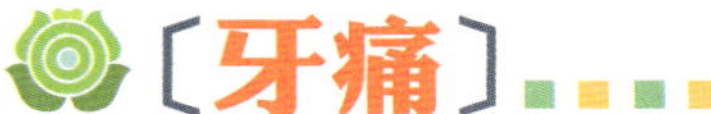

牙痛

牙痛主要与胃经郁火和肾阴不足有关，风邪外袭经络，郁于阳明而化火，火邪循经上炎而发。艾灸治牙痛，每次取 2 ~ 3 穴，针对不同的症状根据主穴配相应的副穴，清热祛风，消炎止痛。

Acupiont.01

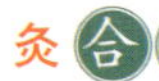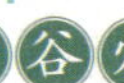

灸合谷穴

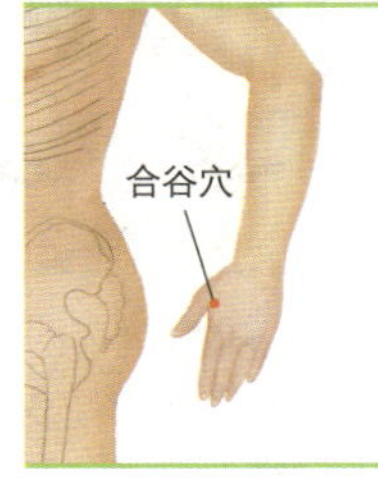

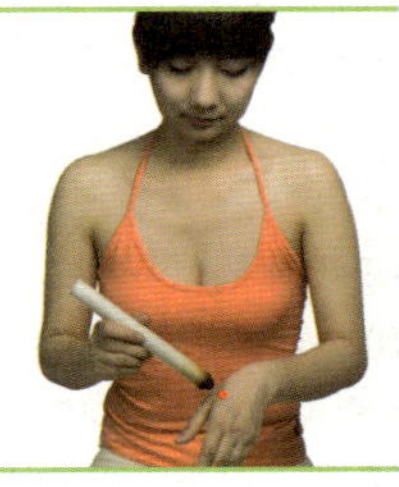

【取穴方法】一手的拇指第一个关节横纹正对另一手的虎口边，拇指屈曲按下，指尖所指处就是合谷穴。

【施灸方法】温和灸。手执点燃的艾条，对准穴位，距皮肤 1.5 ~ 3 厘米，以感到施灸处温热、舒适为度。

【施灸时间】牙痛时灸，每次灸 10 ~ 20 分钟。

【功效】祛风散寒，解表清肺，防止外邪传里。

Acupiont.02

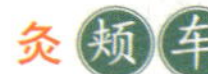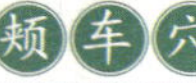

灸颊车穴

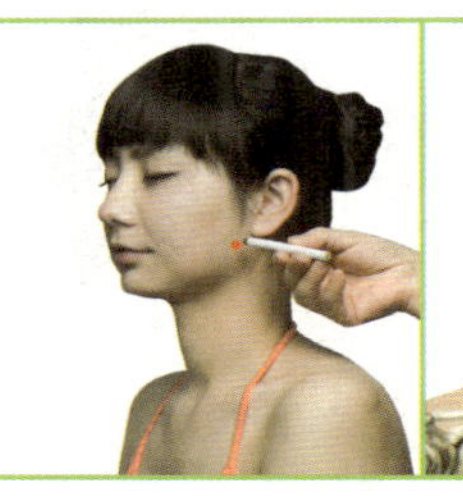

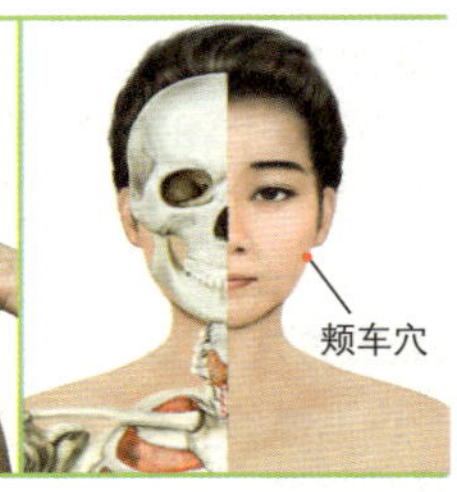

【取穴方法】颊车穴在面部，位于咬牙时肌肉隆起的最高点处。取穴时，从耳垂下方可以摸到下颚骨角的位置，从骨角往耳垂方向寻找，约在耳下大拇指横宽左右，用力咬牙可以感到肌肉隆起的地方即是，左右各一。

【施灸方法】温和灸。手执点燃的艾条，对准穴位，距皮肤 1.5 ~ 3 厘米，以感到施灸处温热、舒适为度。

【施灸时间】牙痛时灸，每次灸 10 ~ 20 分钟。

【功效】止痛。

Acupiont.03

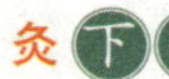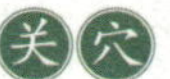

灸下关穴

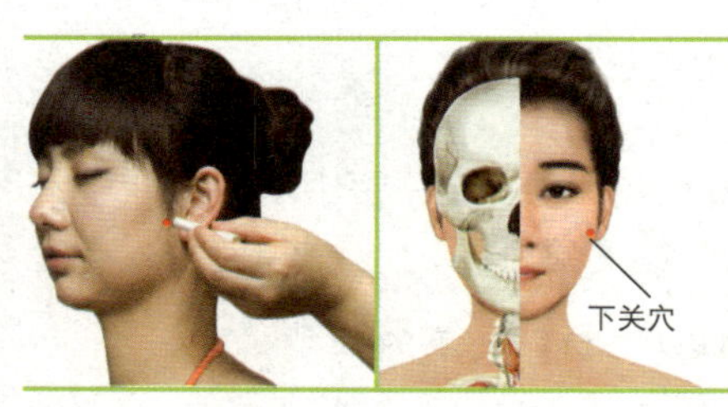

【取穴方法】下关穴位于颧骨中央的下方。取穴时，从耳朵前方的颧骨弓下方寻找，可以触摸到骨头最凹处，左右脸颊均有，按压时牙齿会有疼痛感。

【施灸方法】温和灸。手执点燃的艾条，对准穴位，距皮肤 1.5 ~ 3 厘米，以感到施灸处温热、舒适为度。

【施灸时间】牙痛时灸，每次灸 10 ~ 20 分钟。

【功效】通络镇痛。

Acupiont.04

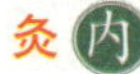

灸内庭穴

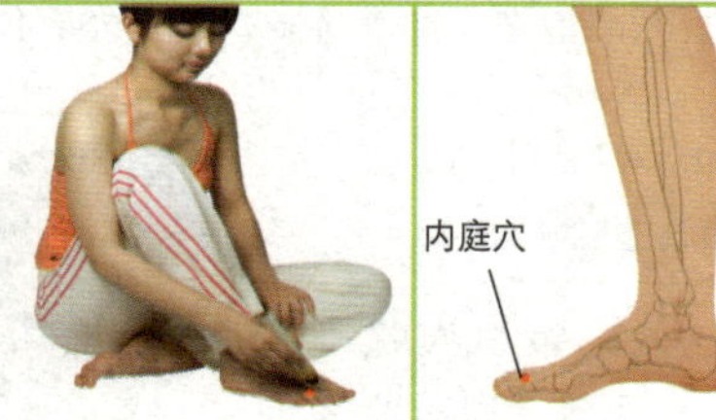

【取穴方法】内庭穴位于脚背上，在足部第 2 趾与第 3 趾的接合处，左右各一。

【施灸方法】温和灸。手执点燃的艾条，对准穴位，距皮肤 1.5 ~ 3 厘米，以感到施灸处温热、舒适为度。

【施灸时间】牙痛时灸，每次灸 10 ~ 20 分钟。

【功效】镇惊安神。

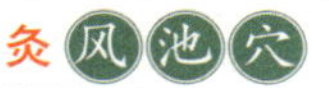
Acupiont.05

灸风池穴

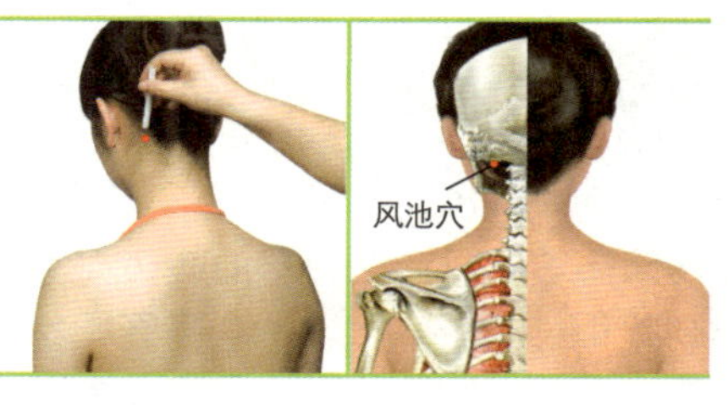

【取穴方法】风池穴位于颈部后方，在耳后部位会碰到骨头凸出的部位，越过此凸出的部位，大约是在靠近发际凹陷处的下方，左右各一。

【施灸方法】温和灸。被施灸者取坐位，施灸者手执点燃的艾条，对准穴位，距皮肤 1.5 ~ 3 厘米，以被施灸者感到施灸处温热、舒适为度。

【施灸时间】牙痛时灸，每次灸 10 ~ 20 分钟。

【功效】通经活络止痛。

Acupiont.06

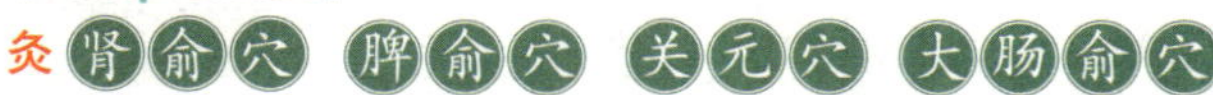

灸肾俞穴 脾俞穴 关元穴 大肠俞穴

【取穴方法】肾俞穴位于腰部，第 2 腰椎下方两旁约比大拇指稍宽的位置，左右各一。脾俞穴位于第 11 胸椎棘突下旁开 2 横指处，左右各一。关元穴位于肚脐下方 4 横指宽的地方。大肠俞穴位于腰部，距离第 4 腰椎两侧约比大拇指稍宽的地方，左右各一。

【施灸方法】温和灸。对肾俞穴、脾俞穴、大肠俞穴施灸时，被施灸者俯卧，施灸者站于一旁，手执点燃的艾条的一端对准施灸部位，距离皮肤 3 厘米，平行往复左右方向或反复旋转施灸。对关元穴施灸时，被施灸者平躺，施灸者站于一旁，手执点燃的艾条的一端对准施灸部位，距离皮肤 3 厘米，平行往复左右方向或反复旋转施灸。

【施灸时间】每日灸 1 次，每次灸 3 ~ 15 分钟，灸至皮肤产生红晕为止。

【功效】滋阴补肾，调理肝脾，培元固本，疏理腹中气机。

〔口腔溃疡〕

口腔溃疡又称“口疮”，是指发生在口腔黏膜上的表浅性溃疡，同时口腔内有灼热疼痛的感觉。中医认为此病是由心脾积热，热盛化火，真阴不足，虚火上炎而造成的；有的是由于气血两亏，口腔黏膜失于濡养而导致的。针对其发病原因，艾灸时，每次取 2 ～ 4 穴，清热解毒，消肿止痛，同时根据不同的症状，施以不同的配穴，可以治疗此病。

Acupiont.01

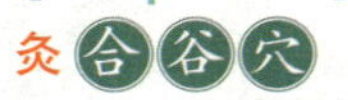

灸合谷穴

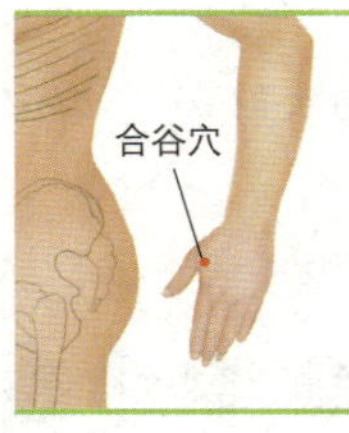

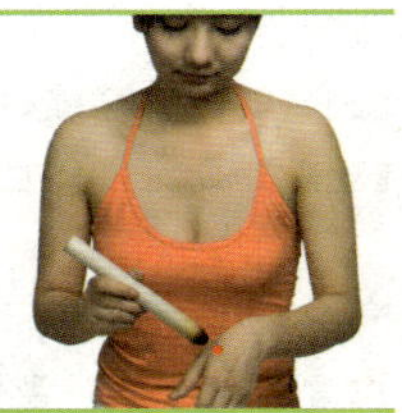

【取穴方法】 一手的拇指第一个关节横纹正对另一手的虎口边，拇指屈曲按下，指尖所指处就是合谷穴。

【施灸方法】 温和灸。手执点燃的艾条，对准穴位，距皮肤 1.5 ～ 3 厘米，以感到施灸处温热、舒适为度。

【施灸时间】 每日灸 1 次，每次灸 5 ～ 10 分钟，6 次一个疗程。

【功效】 祛风散寒，解表清肺，防止外邪传里。

Acupiont.02

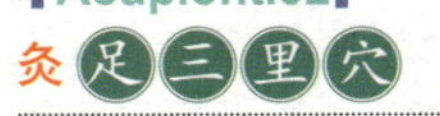

灸足三里穴

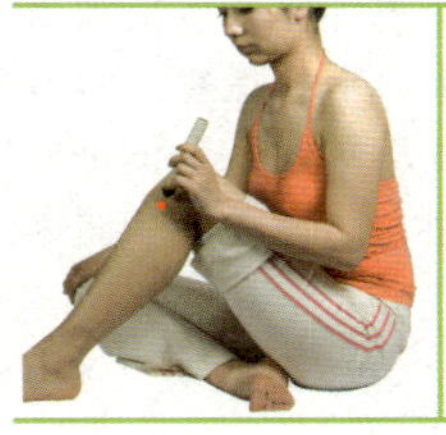

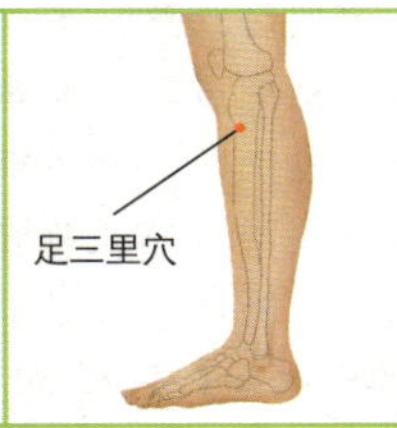

【取穴方法】 足三里穴位于膝盖下方凹陷约 2 横指宽的地方,左右各一。

【施灸方法】 温和灸。取坐位，手执点燃的艾条，对准穴位，距皮肤 1.5 ～ 3 厘米，以感到施灸处温热、舒适为度。

【施灸时间】每日灸 1 次，每次灸 5 ～ 10 分钟，灸至皮肤产生红晕为止，最好在每晚临睡前灸。

【功效】能使气血源源不断生长。

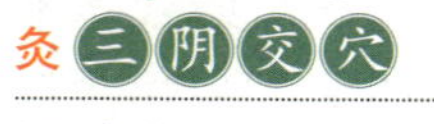

Acupiont.03

灸三阴交穴

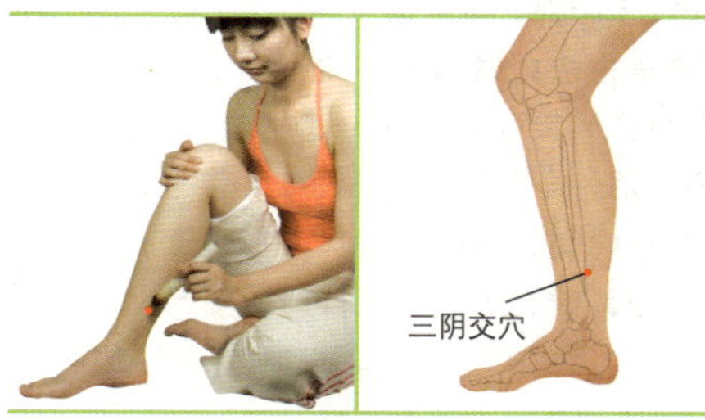

【取穴方法】三阴交穴位于小腿内侧，内踝尖直上 4 横指，胫骨后缘处，左右各一。取穴时，可以在小腿内侧，骨侧突出处上方量出约4横指的骨骼后侧边缘就是，按压时会稍微感觉疼痛。

【施灸方法】温和灸。取坐位，手执点燃的艾条，对准穴位，距皮肤 1.5 ～ 3 厘米，以感到施灸处温热、舒适为度。

【施灸时间】每日灸 1 次，每次灸 5 ～ 10 分钟，灸至皮肤产生红晕为止。

【功效】滋阴降火。

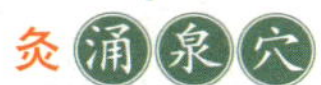

Acupiont.04

灸涌泉穴

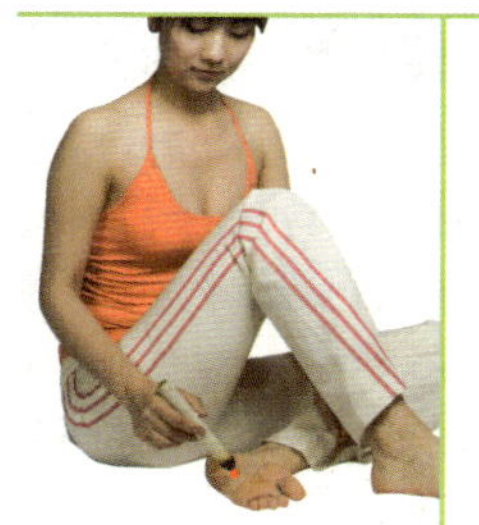

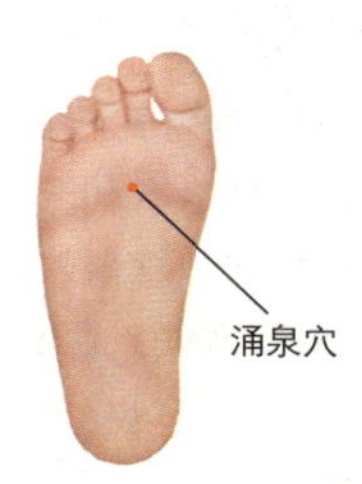

【取穴方法】在脚底凹陷处的前方，约略可看到脚底肌肉形成的“人”字纹路，涌泉穴就位于“人”字纹的交叉部分，左右各一。

【施灸方法】温和灸。取坐位，手执点燃的艾条，对准穴位，距皮肤 1.5 ～ 3 厘米，以感到施灸处温热、舒适为度。

【施灸时间】每日灸 1 次，每次灸 5 ～ 10 分钟，灸至皮肤产生红晕为止。

【功效】驱除下肢的寒气，调理脾胃。

Acupiont.05

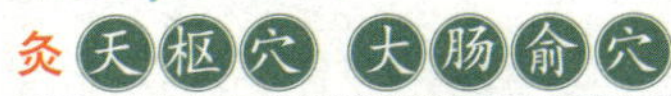

灸天枢穴 大肠俞穴

【取穴方法】天枢穴位于肚脐两侧约 3 横指宽处，左右各一。大肠俞穴位于腰部，距离第 4 腰椎两侧约比大拇指稍宽的地方，左右各一。

【施灸方法】温和灸。被施灸者平躺，施灸者手执点燃的艾条，对准天枢穴，距皮肤 1.5 ～ 3 厘米，以感到施灸处温热、舒适为度。同样方法，被施灸者仰卧，施灸者手执点燃的艾条，对准大肠俞穴施灸。

【施灸时间】每日灸 1 次，每次灸 5 ～ 10 分钟，6 次为一个疗程。

【功效】调肠腑，理气行滞，培元固本，疏理腹中气机。

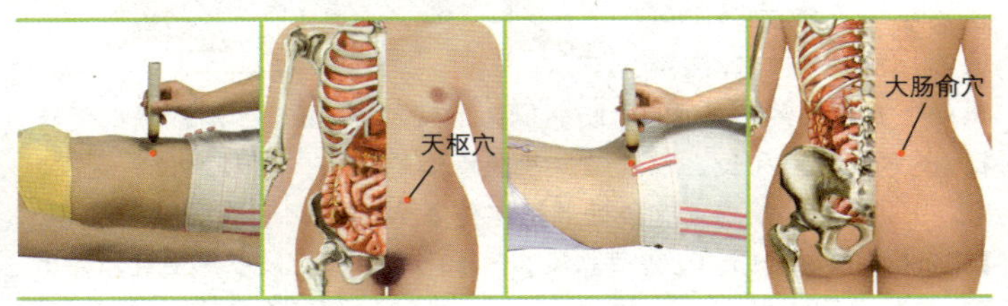

Acupiont.06

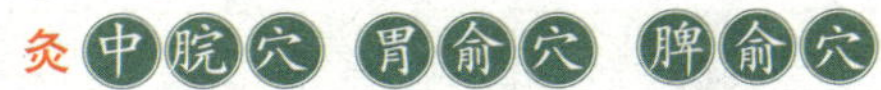

灸中脘穴 胃俞穴 脾俞穴

【取穴方法】中脘穴位于身体的中心线上，距离肚脐上方约 6 横指宽处。胃俞穴位于背部，第 12 胸椎，距离脊椎两侧约比大拇指稍宽的地方。脾俞穴位于第 11 胸椎棘突下旁开 2 横指处，左右各一。

【施灸方法】温和灸。对中脘穴施灸时，被施灸者平躺，施灸者站于一旁，手执点燃的艾条的一端对准施灸部位，距离皮肤 3 厘米，平行往复左右方向或反复旋转施灸。对胃俞穴和脾俞穴施灸，被施灸者俯卧，施灸者站于一旁，手执点燃的艾条的一端对准施灸部位，距离皮

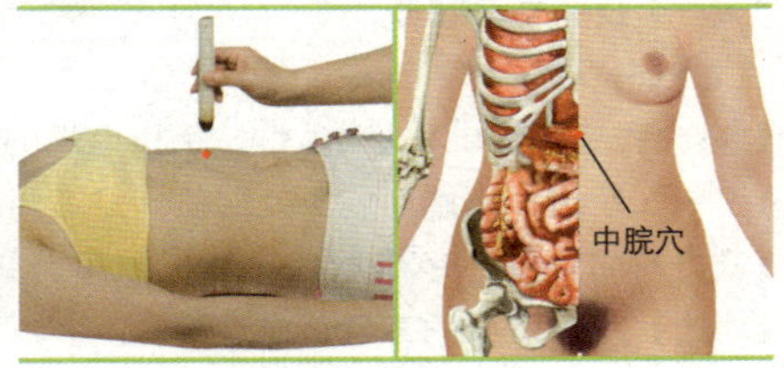

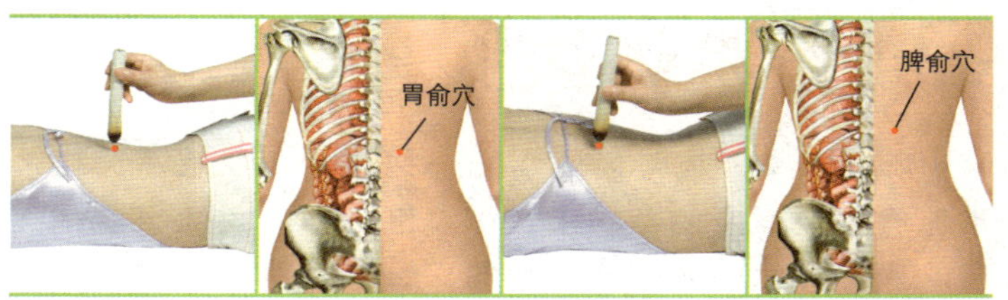

肤 3 厘米，平行往复左右方向或反复旋转施灸。

【施灸时间】 每日灸 1 次，每次灸 5 ~ 10 分钟，6 次为一个疗程。

【功效】 健脾和胃，调理肝脾，对治疗伴随胃痛的口腔溃疡特别有效。

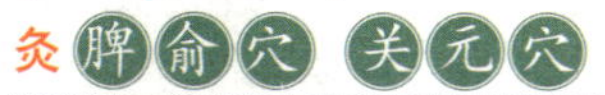

【取穴方法】 脾俞穴位于第 11 胸椎棘突下旁开 2 横指处。关元穴位于肚脐下方 4 横指宽的地方。

【施灸方法】 温和灸。对脾俞穴施灸时，被施灸者俯卧，施灸者站于一旁，手执点燃的艾条的一端对准施灸部位，距离皮肤 3 厘米，平行往复左右方向或反复旋转施灸。对关元穴施灸时，被施灸者取平卧位，施灸者站于一旁，手执点燃的艾条的一端对准施灸部位，距离皮肤 3 厘米，平行往复左右方向或反复旋转施灸。

【施灸时间】 每日灸 1 次，每次灸 5 ~ 10 分钟，6 次为一个疗程。

【功效】 健脾和胃，调理肝脾，培元固本，温阳益气，对治疗气血不足的口腔溃疡特别有效。

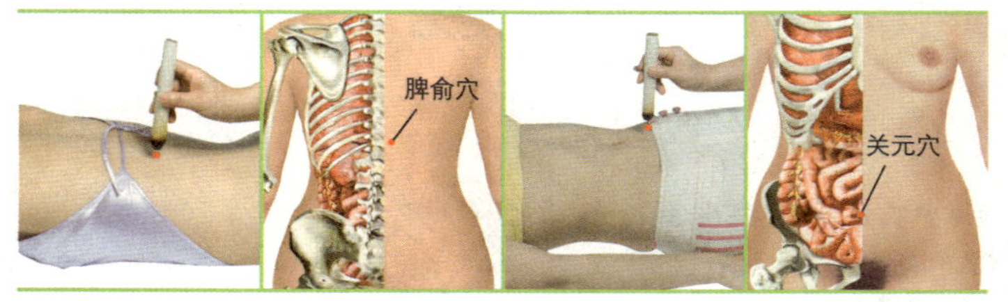

〔扁桃体炎〕

扁桃体炎，是腭扁桃体的一种非特异性急性炎症，常伴有一定程度的咽黏膜及咽淋巴组织的急性炎症。此病的表现症状因人而异：有的人会有轻微感冒的症状、颈部淋巴结肿大、口腔溃疡等，有的人出现较严重的感冒症状、全身不舒服等。艾灸治此病，针对不同病症，取 4 ～ 5 穴施灸，疏风散热，利咽消肿，养阴润肺，有一定的疗效。

Acupiont.01

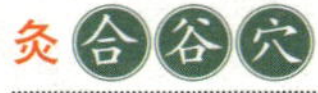

灸合谷穴

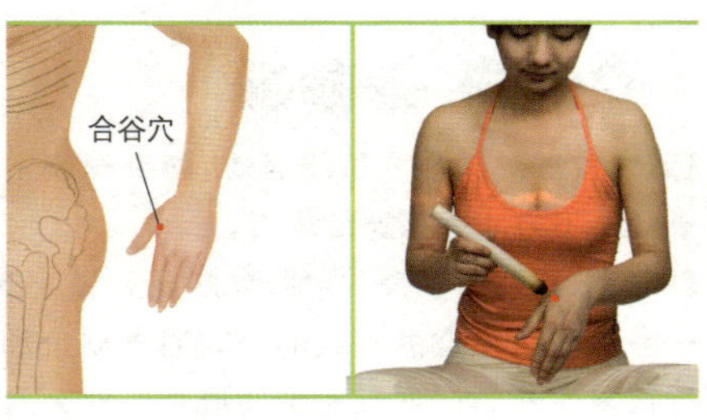

【取穴方法】一手的拇指第一个关节横纹正对另一手的虎口边，拇指屈曲按下，指尖所指处就是合谷穴。

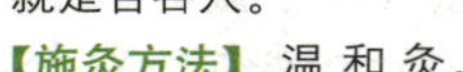

【施灸方法】温和灸。

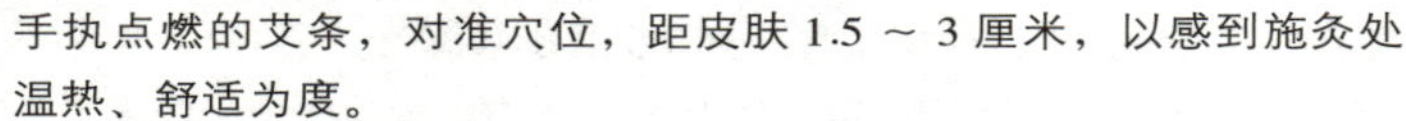

手执点燃的艾条，对准穴位，距皮肤 1.5 ～ 3 厘米，以感到施灸处温热、舒适为度。

【施灸时间】每日灸 1 ～ 2 次，每次灸 20 分钟，6 次一个疗程。

【功效】祛风散寒，解表清肺，防止外邪传里。

Acupiont.02

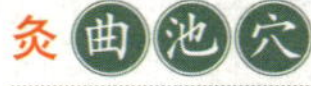

灸曲池穴

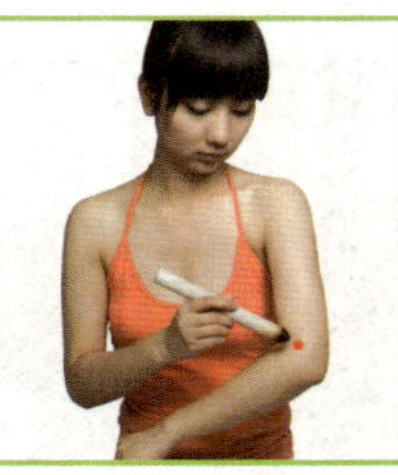

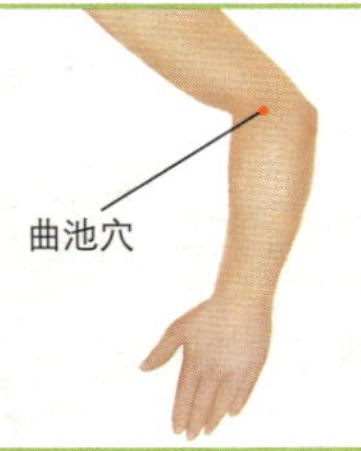

【取穴方法】屈曲肘关节，曲池穴在肘横纹的

外侧头。取穴时，将手掌抵住胸口弯曲手肘时，手肘关节会产生横纹，横纹外侧凹陷处与拇指侧端的交接点就是曲池穴。压迫此处会感觉疼痛，左右各一。

【施灸方法】 温和灸。取坐位，手执点燃的艾条，对准穴位，距皮肤 1.5 ～ 3 厘米，以感到施灸处温热、舒适为度。也可以用艾灸罐旋灸。

【施灸时间】 每日灸 1 ～ 2 次，每次灸 30 分钟，灸至皮肤产生红晕为止。

【功效】 清热去火。

Acupiont.03

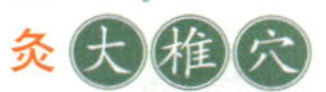

灸大椎穴

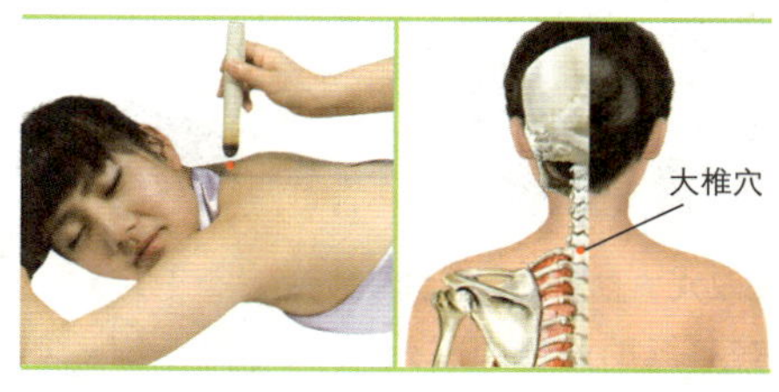

【取穴方法】 大椎穴位于颈部下端，第 7 颈椎棘突下凹陷中。取穴时，将颈部稍微向前倾，往颈部与背部交界附近找寻，可以触摸有一凸出的最高点是第 7 颈椎，其下方的凹陷处就是大椎穴。

【施灸方法】 温和灸。被施灸者俯卧，施灸者手执点燃的艾条，对准穴位，距皮肤 1.5 ～ 3 厘米，以感到施灸处温热、舒适为度。

【施灸时间】 每日灸 1 ～ 2 次，每次灸 20 分钟左右，灸至皮肤产生红晕为止。

【功效】 温经通阳，清热解表，清脑醒志。

“艾”叮咛

扁桃体炎的预防重在提高身体的抵抗力，要多吃新鲜蔬菜和水果，多喝水，经常运动，多晒太阳，注意及时增减衣服，适应气温变化等。另外，在感冒流行期间不要去人多的公共场所，以免交叉感染，出现呼吸道感染情况，从而引发扁桃体炎。

过敏性鼻炎

过敏性鼻炎又称变应性鼻炎，一般特定发生在具有过敏性体质的人身上，喷嚏、鼻痒、流涕和鼻塞是最常见的四大症状。作为鼻腔黏膜的变应性疾病，可引起多种并发症，如失眠、鼻窦炎、中耳炎和鼻出血等。运用传统艾灸疗法，每次取下列穴位中 3 ～ 4 穴施灸，可改善人体状态，扶助人体正气，通过补益肺、脾、肾气，使人体对致敏源不敏感。

Acupiont.01

灸迎香穴

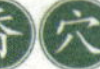

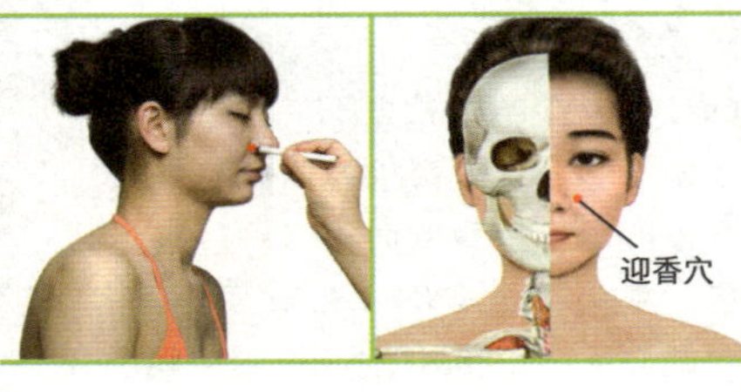

【取穴方法】 迎香穴是在鼻翼的两侧凹陷处，鼻翼底部正侧方，法令纹附近的穴位，左右各一。

【施灸方法】 温和灸。被施灸者取坐位，施灸者手执点燃的艾条，对准穴位，距皮肤 1.5 ～ 3 厘米，以感到施灸处温热、舒适为度。

【施灸时间】 每日灸 1 次，每次灸 10 ～ 20 分钟。

【功效】 清利鼻窍，通络止痛。

Acupiont.02

灸印堂穴

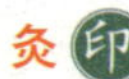
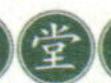

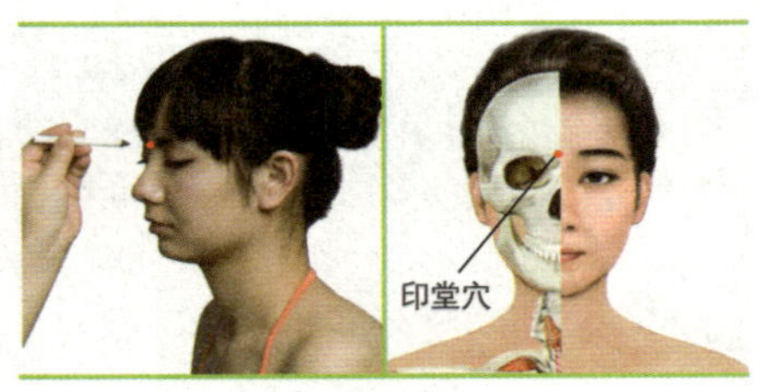

【取穴方法】 印堂穴位于前额部，两眉头间连线与前正中线之交点处，即左右眉头的中间。

【施灸方法】 温和灸。

被施灸者取坐位，施灸者手执点燃的艾条，对准穴位，距皮肤 1.5 ～ 3 厘米，以感到施灸处温热、舒适为度。

【施灸时间】 每日灸 1 次，每次灸 5 ～ 15 分钟，一般 10 天为一个疗程。

【功效】 清头明目，通鼻开窍。

Acupiont.03

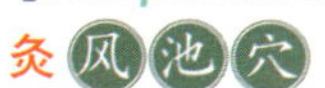

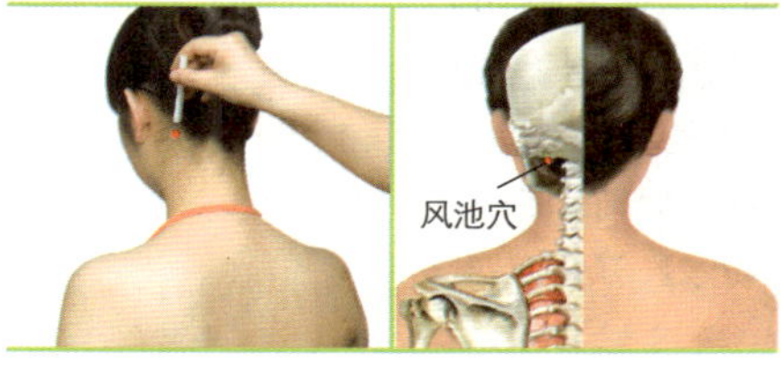

【取穴方法】 在颈部后方耳后会碰到骨头凸出的部位，越过此凸出的部位，大约是在靠近发际凹陷处的下方为风池穴，左右各一。

【施灸方法】 温和灸。被施灸者取坐位，施灸者手执点燃的艾条，对准穴位，距皮肤 1.5 ～ 3 厘米，以被施灸者感到施灸处温热、舒适为度。

【施灸时间】 每日灸 1 次，每次灸 3 ～ 15 分钟，灸至皮肤产生红晕为止。

【功效】 通经活络止痛。

Acupiont.04

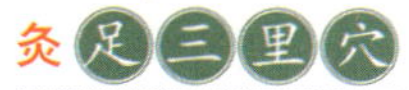

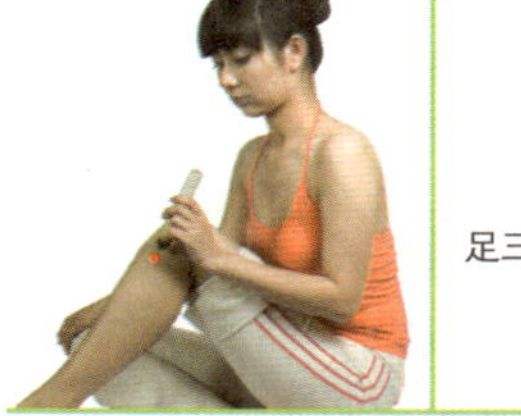

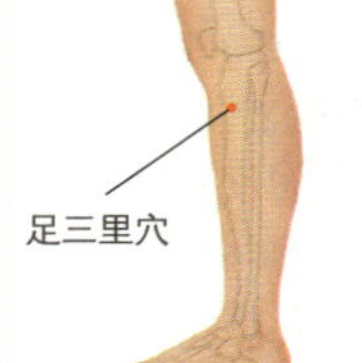

【取穴方法】 足三里穴位于膝盖下方凹陷约 2 横指宽的地方，左右各一。

【施灸方法】 温和灸。取坐位，手执点燃的艾条，对准穴位，距皮肤 1.5 ～ 3 厘米，以感到施灸处温热、舒适为度。

【施灸时间】 每日灸 1 次，每次灸 20 分钟，灸至皮肤产生红晕为止，最好在每晚临睡前灸。

【功效】 能使气血源源不断生长。

Acupiont.05

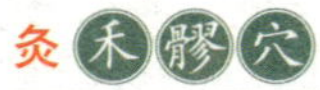

灸禾髎穴

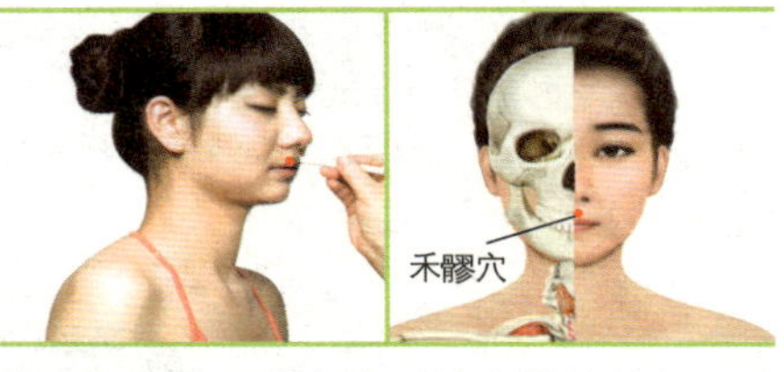

【取穴方法】禾髎穴位于鼻孔下方与上唇之间，左右两侧均有。

【施灸方法】温和灸。被施灸者取坐位，施灸者手执点燃的艾条，对准穴位，距皮肤 1.5 ～ 3 厘米，以感到施灸处温热、舒适为度。

【施灸时间】每日灸 1 次，每次灸 20 分钟，灸至皮肤产生红晕为止。

【功效】开关通窍。

Acupiont.06

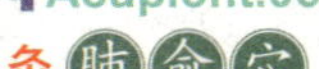

灸肺俞穴

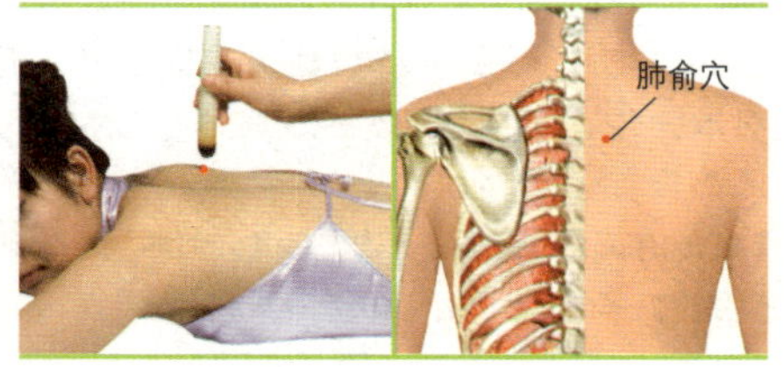

【取穴方法】肺俞穴位于背部第 3 胸椎的左右两侧，距离脊椎约比大拇指稍宽的地方。

【施灸方法】温和灸。被施灸者俯卧，施灸者站于一旁，手执点燃的艾条的一端对准施灸部位，距离皮肤 3 厘米，平行往复左右方向或反复旋转施灸。

【施灸时间】每日灸 1 次，每次灸 10 ～ 15 分钟，灸至皮肤产生红晕为止，最好在每晚临睡前灸。

【功效】能理气宁心，散发肺脏之热，清肺止咳。

"艾"叮咛

得了过敏性鼻炎，饮食上不要吃生冷辛辣的食物，因为生冷辛辣的食物（如瓜果、凉水、凉菜等）最易损伤肺脾阳气。避免食用一切能引起过敏性鼻炎发作的食物，如鱼、虾、蟹类食物。

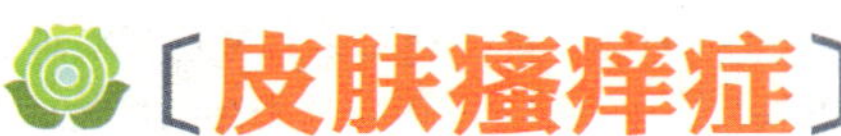

皮肤瘙痒症

皮肤瘙痒症属于神经精神性皮肤病，是一种皮肤神经官能症疾患，属中医“痒风”的范畴。其瘙痒发生于全身或局部，常为阵发性，尤以夜间为重。中医认为，风邪、湿邪、热邪、血虚、虫淫等为致病的主要原因，治疗应以疏风祛湿、清热解毒、养血润燥、活血化瘀为原则，以达到驱邪扶正止痒之功效。

Acupiont.01

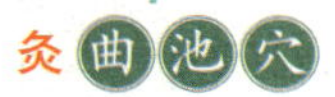

灸曲池穴

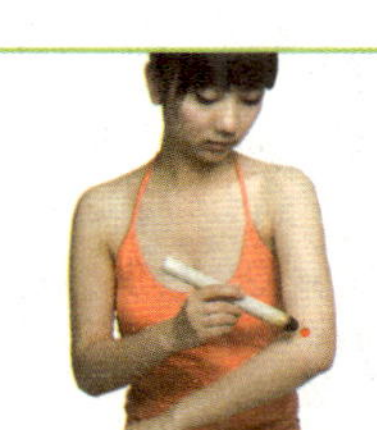

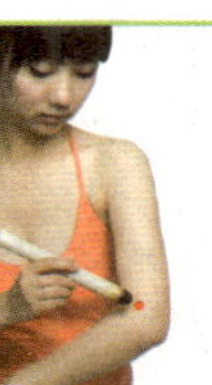

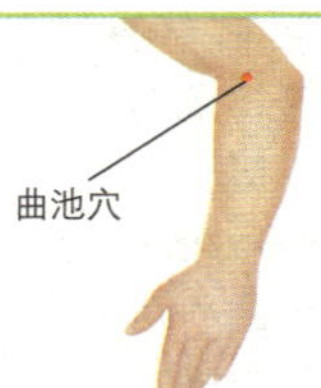

【取穴方法】屈曲肘关节，曲池穴在肘横纹的外侧头。

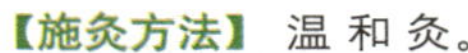

【施灸方法】温和灸。

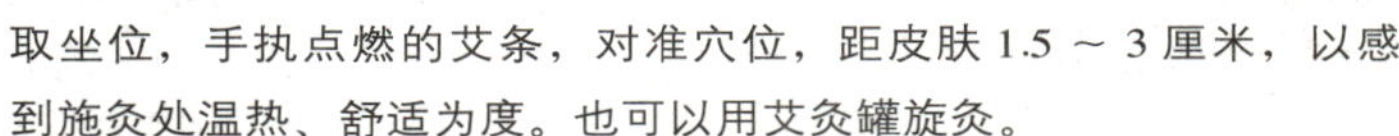

取坐位，手执点燃的艾条，对准穴位，距皮肤 1.5 ～ 3 厘米，以感到施灸处温热、舒适为度。也可以用艾灸罐旋灸。

【施灸时间】每日灸 1 ～ 2 次，每次灸 20 分钟，灸至皮肤产生红晕为止。

【功效】清肌肤之热，又清胃肠湿热，起到祛风止痒的作用。

Acupiont.02

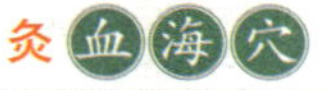

灸血海穴

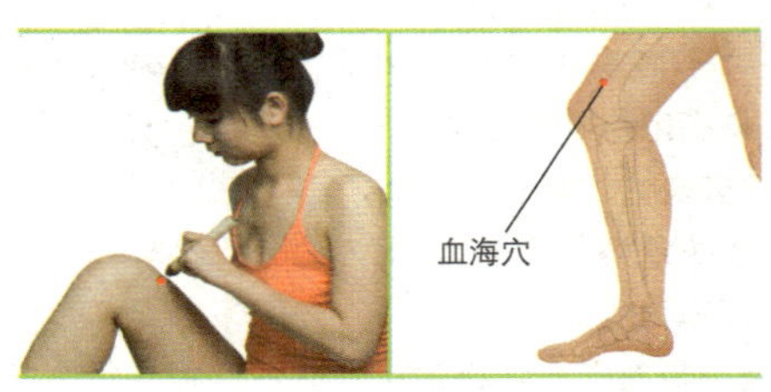

【取穴方法】血海穴在大腿内侧，髌底内侧端上 2 寸。当股四头肌内侧头的隆起处。

【施灸方法】温和灸。取坐位，手执点燃的艾条，对准穴位，距皮肤

1.5 ～ 3 厘米，以感到施灸处温热、舒适为度。也可以用艾灸罐旋灸。

【施灸时间】 每日灸 1 ～ 2 次，每次灸 20 分钟，灸至皮肤产生红晕为止。

【功效】 养血润燥，祛风止痒。

Acupiont.03

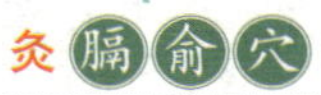

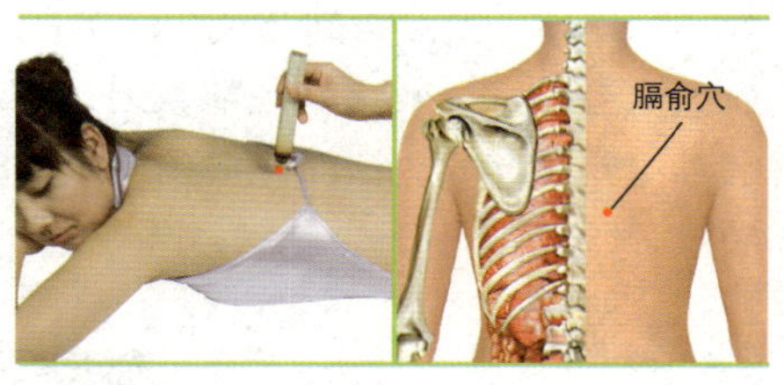

【取穴方法】 膈俞穴位于第 7 胸椎两侧约比大拇指稍宽的地方。取穴时，坐于椅子上，双手自然垂下，从肩胛骨下缘可以触摸到第 7 胸椎，其两旁大约比大拇指稍宽的地方即是膈俞穴。

【施灸方法】 温和灸。被施灸者俯卧，施灸者站于一旁，手执点燃的艾条的一端对准施灸部位，距离皮肤 3 厘米，平行往复左右方向或反复旋转施灸。

【施灸时间】 每日灸 1 ～ 2 次，每次灸 20 分钟，灸至皮肤产生红晕为止。

【功效】 活血止痒。

Acupiont.04

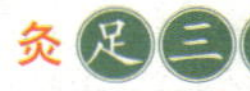

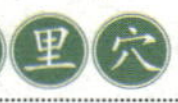

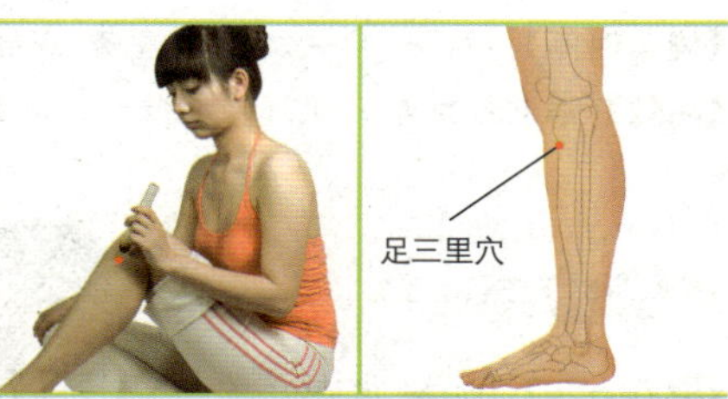

【取穴方法】 足三里穴位于膝盖下方凹陷约 2 横指宽的地方，左右各一。

【施灸方法】 温和灸。手执点燃的艾条，对准穴位，距皮肤 1.5 ～ 3 厘米，以感到施灸处温热、舒适为度。

【施灸时间】 每日灸 1 ～ 2 次，每次灸 10 ～ 20 分钟。

【功效】 镇静安神、通络活血、调理皮肤。

〔胃痛〕

胃痛，又称胃脘痛，是指上腹胃脘部近心窝处经常发生的以疼痛为主症的消化道疾病。胃痛发生的原因有两类：一是由于忧思恼怒，肝气失调，横逆犯胃所引起的，故治法以疏肝、理气为主；二是由脾不健运，胃失和降而导致的，宜用温通、补中等法，以恢复脾胃的功能。艾灸治胃痛，每次取下面各穴中的 3 ～ 4 个施灸，长期坚持，即可治愈。

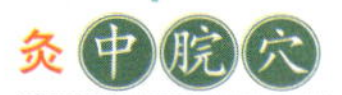

Acupiont.01

灸中脘穴

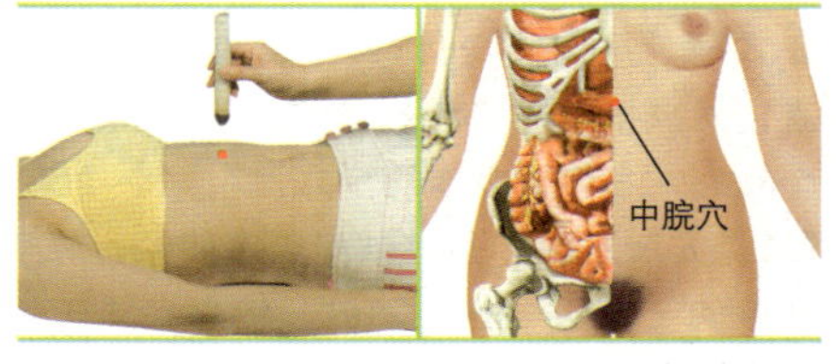

【取穴方法】中脘穴位于身体的中心线上，距离肚脐上方约 6 横指宽处。

【施灸方法】温和灸。被施灸者平躺，施灸者站于一旁，手执点燃的艾条的一端对准施灸部位，距离皮肤 3 厘米，平行往复左右方向或反复旋转施灸。

【施灸时间】每日灸 1 ～ 2 次，每次灸 10 ～ 15 分钟，灸至皮肤产生红晕为止。

【功效】健脾和胃。

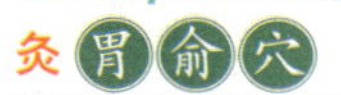

Acupiont.02

灸胃俞穴

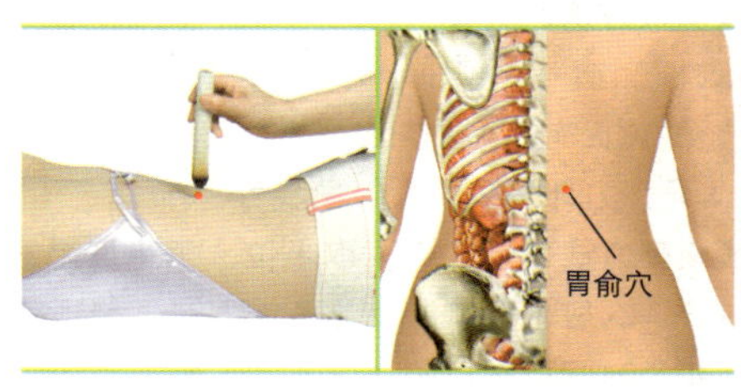

【取穴方法】胃俞穴位于背部，第 12 胸椎，距离脊椎两侧约比大拇指稍宽的地方。

【施灸方法】温和灸。被施灸者俯卧，施灸者站于一旁，手执点燃的艾条的一端对准施灸部位，距离皮肤 3 厘米，平行往复左右方向或反复旋转施灸。

【施灸时间】每日灸 1 次，每次灸 5 ~ 10 分钟，6 次为一个疗程。

【功效】外散胃腑之热。

Acupiont.03

灸脾俞穴

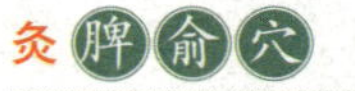

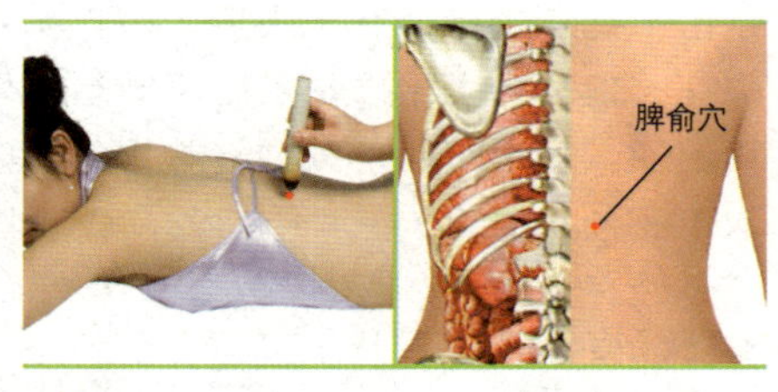

【取穴方法】脾俞穴位于第 11 胸椎棘突下旁开 2 横指处，左右各一。取穴时，可以将身体站直，两只手臂贴紧腰部，位于手肘高度附近的胸椎为第 11 胸椎，这个地方左右两侧就是脾俞穴。

【施灸方法】温和灸。被施灸者俯卧，施灸者站于一旁，手执点燃的艾条的一端对准施灸部位，距离皮肤 3 厘米，平行往复左右方向或反复旋转施灸。

【施灸时间】每日灸 1 次，每次灸 3 ~ 15 分钟，灸至皮肤产生红晕为止。

【功效】调理肝脾。

Acupiont.04

灸公孙穴

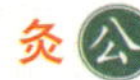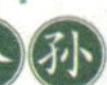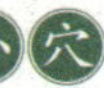

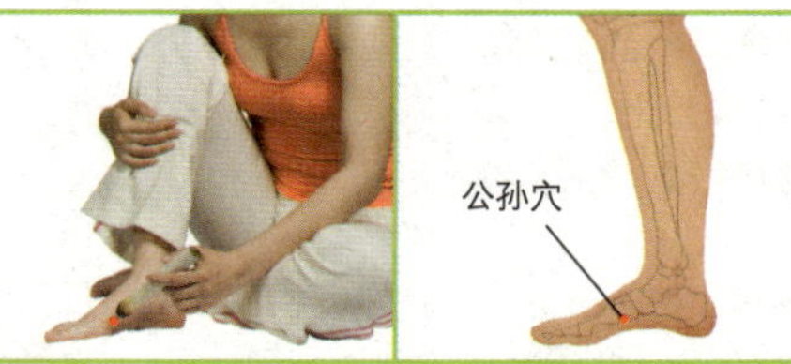

【取穴方法】公孙穴位于脚板侧面弓起处。大脚趾的侧面有一关节突出处，从此关节往脚跟方向约大拇指横宽的，偏脚骨下方即是公孙穴，左右各一。

【施灸方法】温和灸。取坐位，手执点燃的艾条，对准穴位，距皮肤 1.5 ~ 3 厘米，以感到施灸处温热、舒适为度。

【施灸时间】每日灸 2 ~ 3 次，每次灸 10 ~ 20 分钟。

【功效】健脾益胃、通调冲脉。

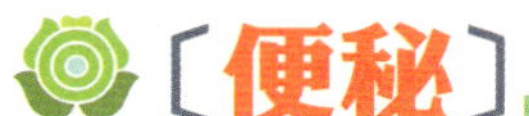

便秘

现代人由于饮食结构不合理，过多地食辛辣之物，导致胃肠积热，同时，压力大，忧思过度，加之久坐不动，大肠气机郁滞，通降失调，传导失职，糟粕内停而致便秘。其表现症状是排便不顺利，即粪便干燥排出不畅或粪便不干也很难排出。排便频率一般每周少于 2 ～ 3 次。艾灸取以下穴位施灸，可达到调理脾胃、疏通肠腑的功用。

Acupiont.01

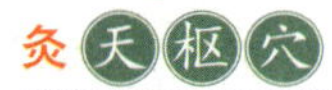

灸天枢穴

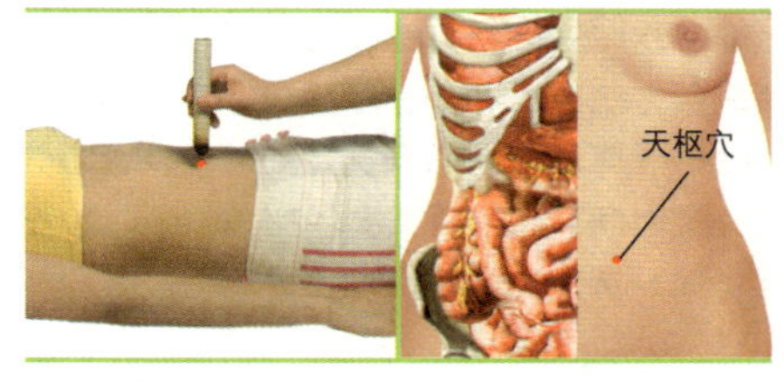

【取穴方法】 天枢穴位于肚脐旁开 2 寸（3 横指宽）处，左右各有一穴。

【施灸方法】 温和灸。被施灸者仰卧，施灸者手执点燃的艾条，对准穴位，距皮肤 1.5 ～ 3 厘米，以感到施灸处温热、舒适为度。

【施灸时间】 每日灸 1 次，每次灸 10 ～ 20 分钟，一般 10 天为一个疗程。

【功效】 疏通大肠腑气，使津生而便通。

Acupiont.02

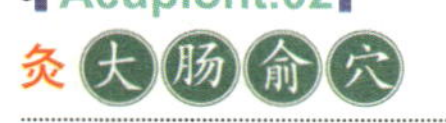

灸大肠俞穴

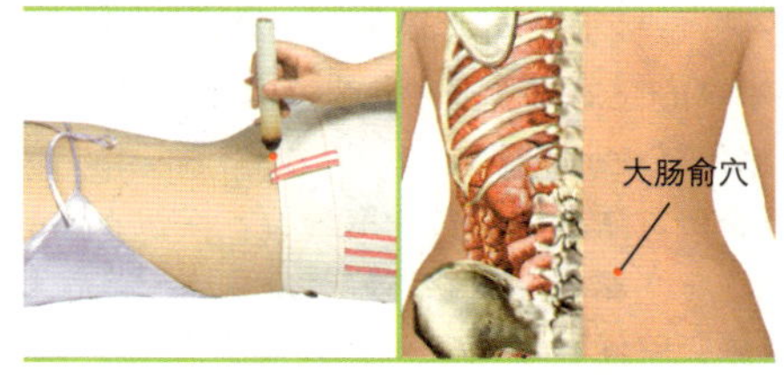

【取穴方法】 大肠俞穴位于第 4 腰椎棘突下旁开 1.5 寸（2 横指宽）处，左右各有一穴。取穴时，两侧胯骨的高点连线与腰椎的交点附近就是第 4 腰椎，其下凹陷处向两侧旁开 2 横指宽处就是大肠俞穴。

【施灸方法】 温和灸。被施灸者取俯卧位，施灸者取站位，手执点燃的艾条，对准穴位，距皮肤 1.5 ～ 3 厘米，以感到施灸处温热、舒适为度。

【施灸时间】 每日灸 1 次，每次灸 10 ～ 20 分钟，一般 10 天为一个疗程。

【功效】 培元固本，疏理腹中气机。

Acupiont.03

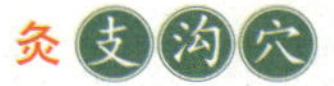

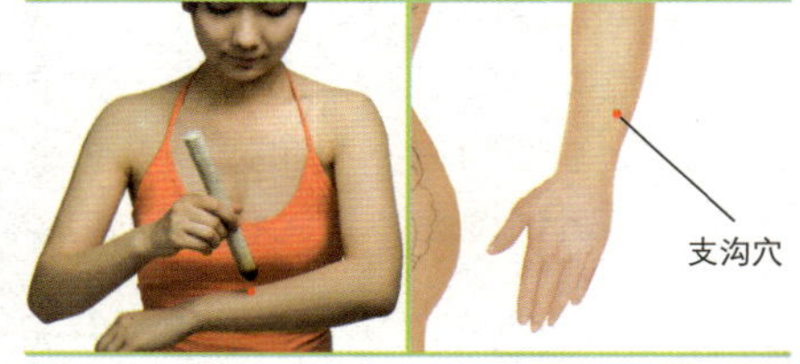

【取穴方法】 支沟穴位于前臂背侧，腕背横纹上 3 寸（4 横指宽）处，与间使穴相对，左右各有一穴。

【施灸方法】 温和灸。取坐位，手执点燃的艾条，对准穴位，距皮肤 1.5 ～ 3 厘米，以感到施灸处温热、舒适为度。

【施灸时间】 每日灸 1 次，每次灸 10 ～ 20 分钟，一般 10 天为一个疗程。

【功效】 清大肠实热而通便。

Acupiont.04

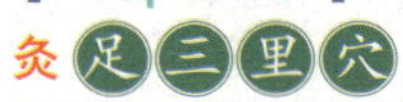

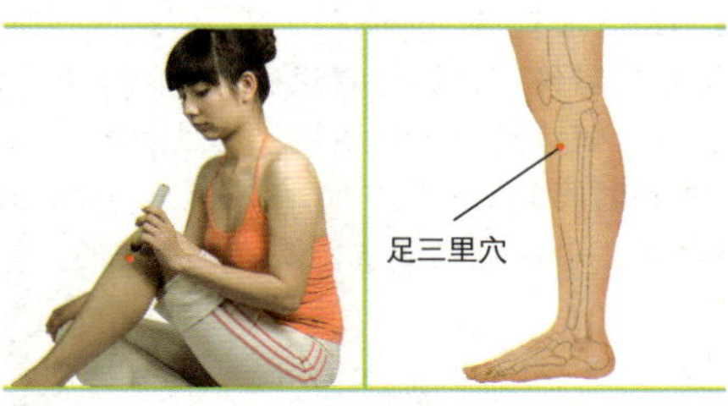

【取穴方法】 足三里穴位于膝盖下方凹陷约 2 横指宽的地方，左右各一。取穴时，可将同侧手掌心正对膝盖骨中心，五指微张自然下扶，无名指指尖所触的凹陷处就是足三里穴。

【施灸方法】 温和灸。取坐位，手执点燃的艾条，对准穴位，距皮肤 1.5 ～ 3 厘米，以感到施灸处温热、舒适为度。

【施灸时间】 每日灸 1 次，每次灸 3 ～ 15 分钟，灸至皮肤产生红晕为止，最好在每晚临睡前灸。

【功效】 调理肠胃，宽肠运便。

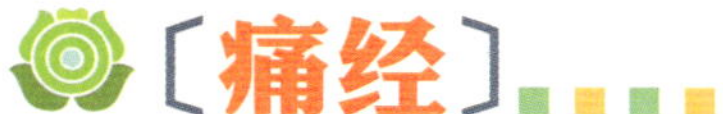

痛经

痛经是指妇女在经期及其前后，出现小腹或腰部疼痛，甚至痛及腰骶。痛经严重的会引起呕吐、昏厥，影响生活和工作。中医称此病为“行经腹痛”，认为一般是由于气血运行不畅所致。艾灸治疗此病，要在经前3天，取3～4穴施灸，可以调经止痛。

Acupiont.01

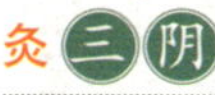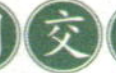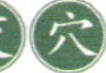

灸三阴交穴

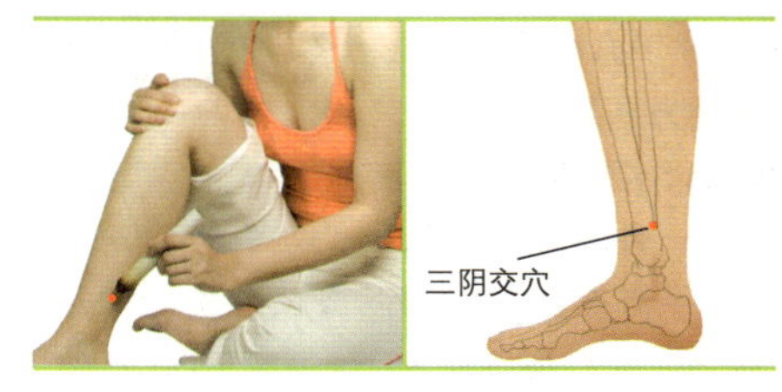

【取穴方法】 三阴交穴位于小腿内侧，内踝尖直上4横指，胫骨后缘处，左右各一。取穴时，可以在小腿内侧，骨侧突出处上方量出约4横指的骨骼，后侧边缘就是三阴交穴，按压时会稍微感觉疼痛。

【施灸方法】 温和灸。取坐位，手执点燃的艾条，对准穴位，距皮肤1.5～3厘米，以感到施灸处温热、舒适为度。

【施灸时间】 每日灸1次，每次灸10分钟，灸至皮肤产生红晕为止。

【功效】 调理气血。

Acupiont.02

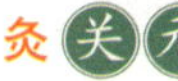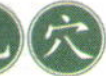

灸关元穴

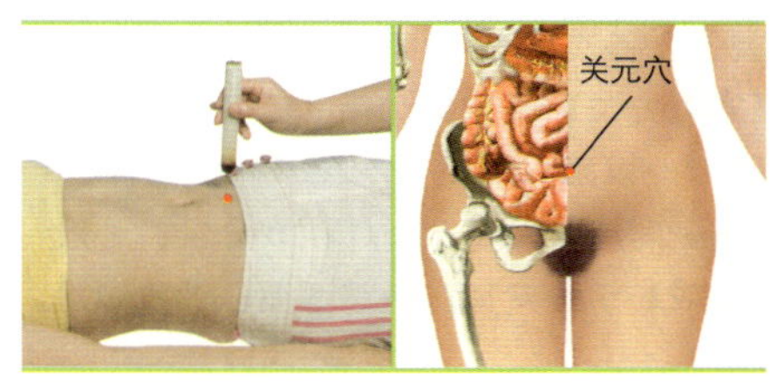

【取穴方法】 关元穴位于肚脐下方4横指宽的地方。

【施灸方法】 温和灸。被施灸者平躺，施灸者站于一旁，手执点燃的艾条的一端对准施灸部位，距离皮肤3厘米，平行往复左右方向或反复旋转施灸。

【施灸时间】每日灸1次，每次灸30分钟，灸至皮肤产生红晕为止。

【功效】培肾固本，调气回阳。

Acupiont.03

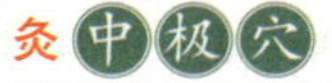

灸中极穴

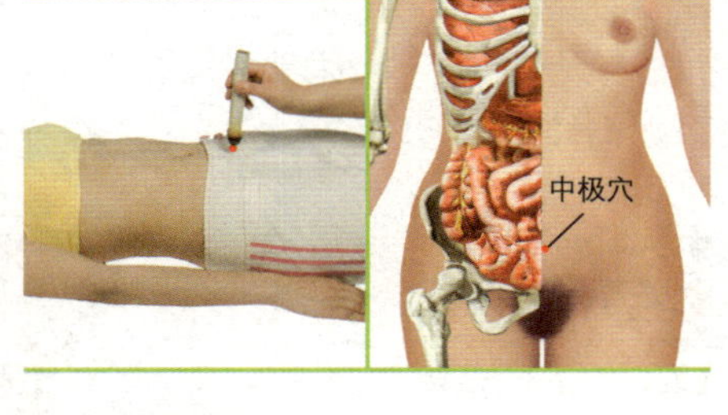

【取穴方法】中极穴位于身体的中心线上，在距离肚脐下方6横指宽处。

【施灸方法】温和灸。被施灸者平躺，施灸者站于一旁，手执点燃的艾条的一端对准施灸部位，距离皮肤3厘米，平行往复左右方向或反复旋转施灸。

【施灸时间】每日灸1次，每次灸30分钟，灸至皮肤产生红晕为止。

【功效】益肾兴阳，通经止带。

Acupiont.04

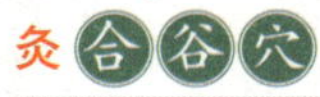

灸合谷穴

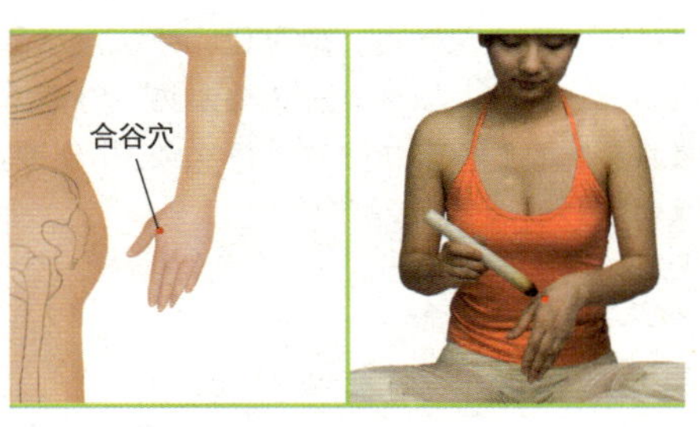

【取穴方法】一手的拇指第一个关节横纹正对另一手的虎口边，拇指屈曲按下，指尖所指处就是合谷穴。

【施灸方法】温和灸。手执点燃的艾条，对准穴位，距皮肤1.5～3厘米，以感到施灸处温热、舒适为度。

【施灸时间】每次灸10～20分钟，一般每周灸3~4次。

【功效】镇静安神、通络活血、调气镇痛。

〔月经不调〕

月经不调，也称月经失调，是一种常见妇科病，表现为月经周期出血量异常，或者月经前、经期时腹痛。月经不调导致各种妇科疾病，如子宫肌瘤、卵巢囊肿、乳腺病、黄褐斑、雀斑、容颜早衰，给女性的身体也带来了严重的侵害。以下穴位取 3 ~ 4 穴，进行温和灸，可以调经止痛，疏经活络。

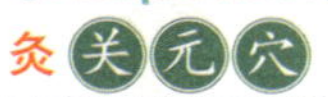

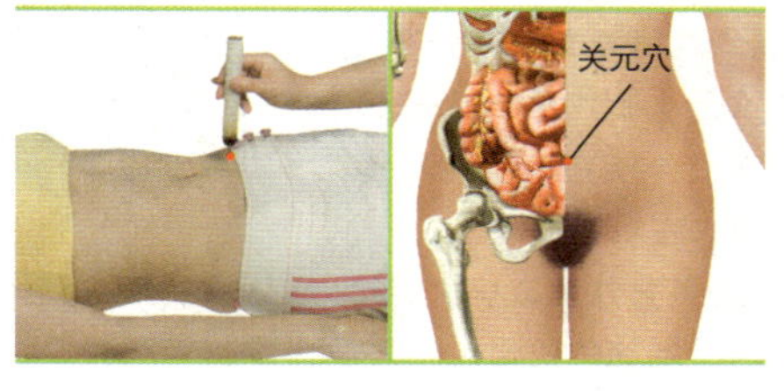

【取穴方法】关元穴位于后腰部的第 5 腰椎下，距离脊椎约比大拇指稍宽的位置，左右各一。

【施灸方法】温和灸。被施灸者平卧，施灸者站于一旁，手执点燃的艾条的一端对准施灸部位，距离皮肤 3 厘米，平行往复左右方向或反复旋转施灸。

【施灸时间】每日灸 1 次，每次灸 30 分钟，灸至皮肤产生红晕为止，经期或经后施灸。

【功效】培肾固本，调气回阳。

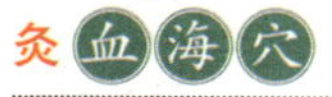

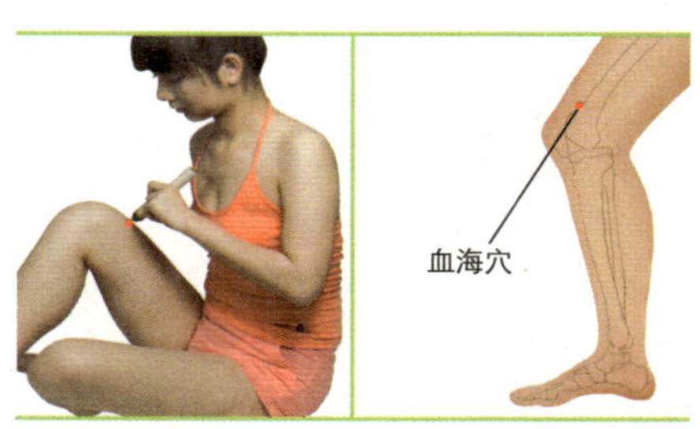

【取穴方法】血海穴位于膝盖骨内侧边缘往上 3 横指宽处，左右各一。取穴时，把脚伸直而膝盖用劲，会在膝盖内侧

形成凹陷，眼凹陷处的上方即是血海穴。

【施灸方法】温和灸。取坐位，手执点燃的艾条，对准穴位，距皮肤 1.5 ～ 3 厘米，以感到施灸处温热、舒适为度。也可以用艾灸罐旋灸。

【施灸时间】每日灸 1 ～ 2 次，每次灸 20 分钟，灸至皮肤产生红晕为止，经期或经后施灸。

【功效】养血润燥，祛风止痒。

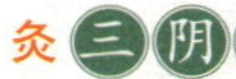

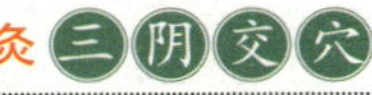

灸三阴交穴

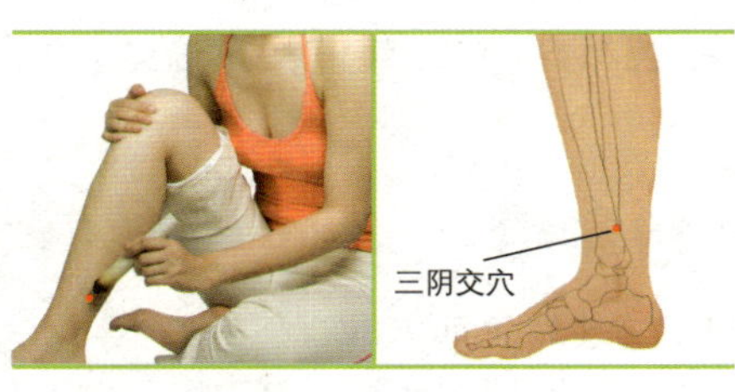

【取穴方法】三阴交穴位于小腿内侧，内踝尖直上 4 横指，胫骨后缘处，左右各一。

【施灸方法】取坐位，手执点燃的艾条，对准穴位，距皮肤 1.5 ～ 3 厘米，以感到施灸处温热、舒适为度。

【施灸时间】每日灸 1 次，每次灸 3 ～ 15 分钟，灸至皮肤产生红晕为止，经期或经后施灸。

【功效】滋阴降火。

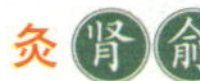

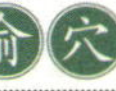

灸肾俞穴

【取穴方法】肾俞穴位于腰部，第 2 腰椎下方两旁约比大拇指稍宽的位置，左右各一。

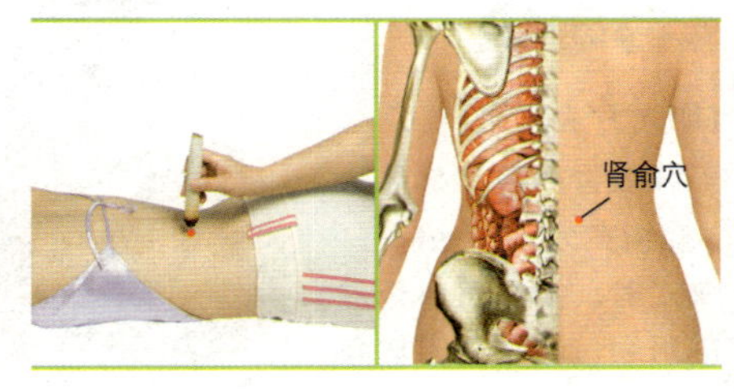

【施灸方法】取俯卧位，手执点燃的艾条，对准穴位，距皮肤 1.5 ～ 3 厘米，以感到施灸处温热、舒适为度。

【施灸时间】每日或隔

日 1 次，每次 15 分钟，经期或经后施灸。

【功效】调和气血。

Acupiont.05

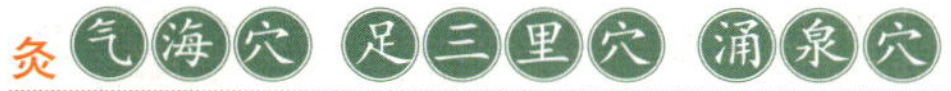

【取穴方法】气海穴位于肚脐以下 2 横指宽处。足三里穴位于膝盖下方凹陷约 2 横指宽的地方，左右各一。涌泉穴位于足心凹陷处，在脚底凹陷处的前方，约略可看到脚底肌肉形成的“人”字纹路，涌泉穴就位于“人”字纹的交叉部分，左右各一。

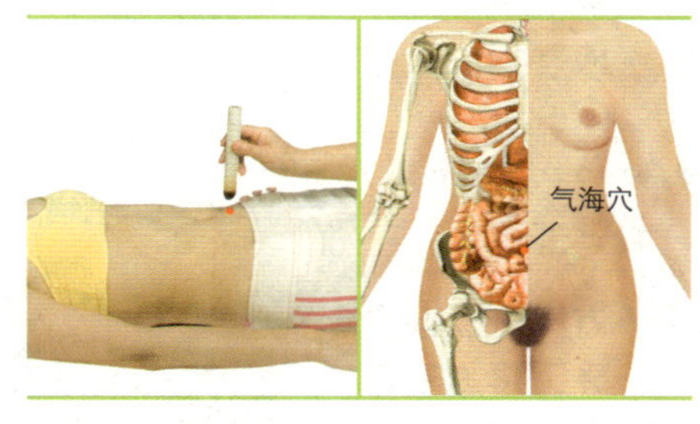

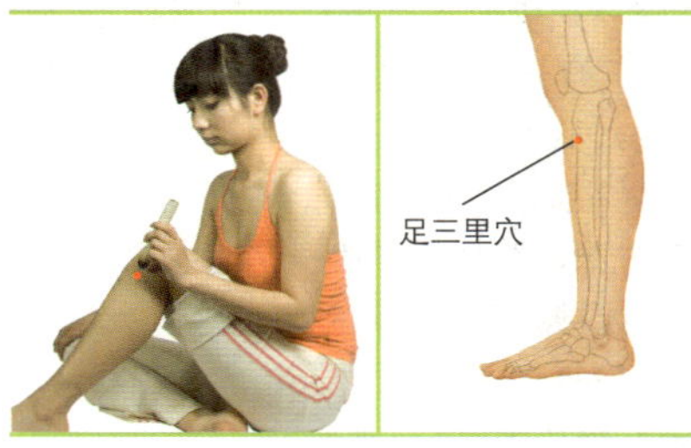

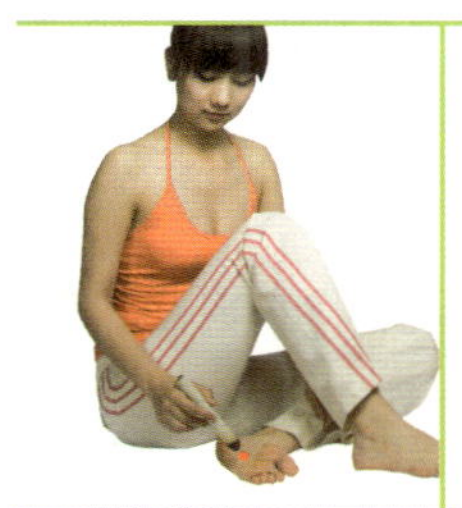

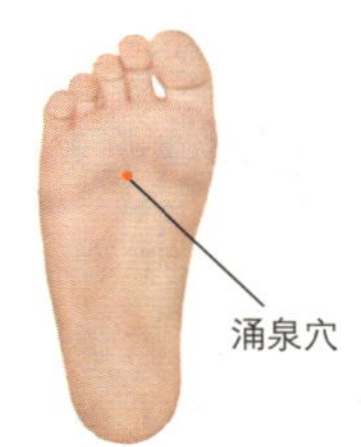

【施灸方法】温和灸。取坐姿，手执点燃的艾条，对准穴位，距皮肤 1.5 ~ 3 厘米，以感到施灸处温热、舒适为度。

【施灸时间】每日灸 1 次，每次灸 3 ~ 15 分钟，灸至皮肤产生红晕为止，经期或经后施灸。

【功效】温阳益气，通络活血，驱除下肢的寒气，调理脾胃，对调理月经提前症状特别有效。

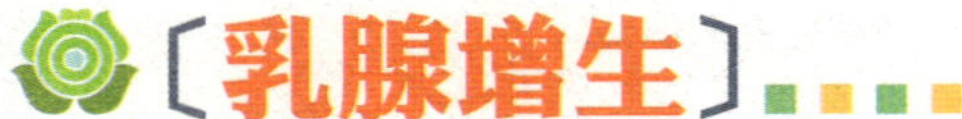

〔乳腺增生〕

乳腺增生是女性最常见的乳房疾病，以乳腺泡导管的上皮细胞和结缔组织增生为基本病理变化。此病最初的表现症状是常感乳房分外肿胀，并隐隐作痛，疼痛的表现常不稳定，在月经前可加重，也常在情绪变化、劳累、天气变化时加重。艾灸治疗此病，通过取下面的穴位，每次取 3 ～ 4 穴，达到疏肝健脾、活血化瘀、散结的作用。

Acupiont.01

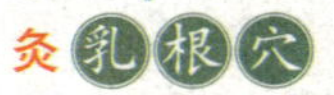

灸乳根穴

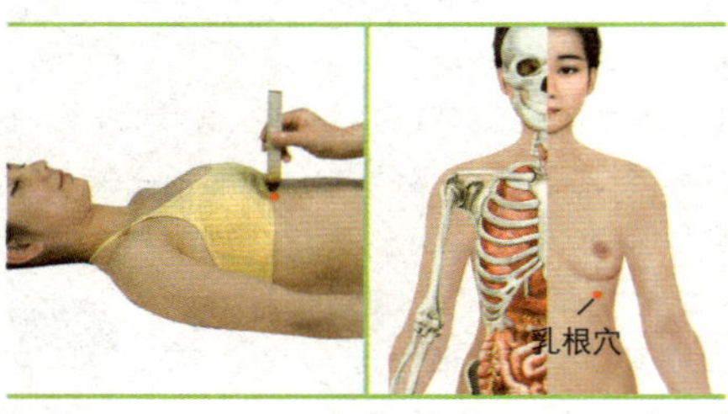

【取穴方法】乳根穴位于乳房下缘，第 5、6 肋骨间隙，距前正中线 4 寸，左右各有一穴。取穴时，从乳头向下约 1.5 寸（2 横指宽）处就是乳根穴。

【施灸方法】取坐位，手执点燃的艾条，对准穴位，距皮肤 1.5 ～ 3 厘米，以被施灸者感到施灸处温热、舒适为度。

【施灸时间】每日灸 1 次，每次灸 10 分钟。

【功效】燥化脾湿。

Acupiont.02

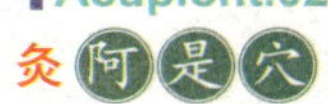

灸阿是穴

【取穴方法】在病变局部找到的痛点，即压痛点，或在增长肿块上取两个穴。

【施灸方法】温和灸。取坐位，手执点燃的艾条，对准穴位，距皮肤

1.5 ～ 3 厘米，以感到施灸处温热、舒适为度。

【施灸时间】每日灸 1 次，每次 10 分钟。

【功效】缓解疼痛。

Acupiont.03

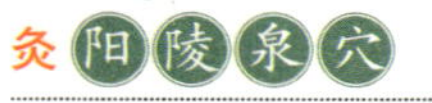

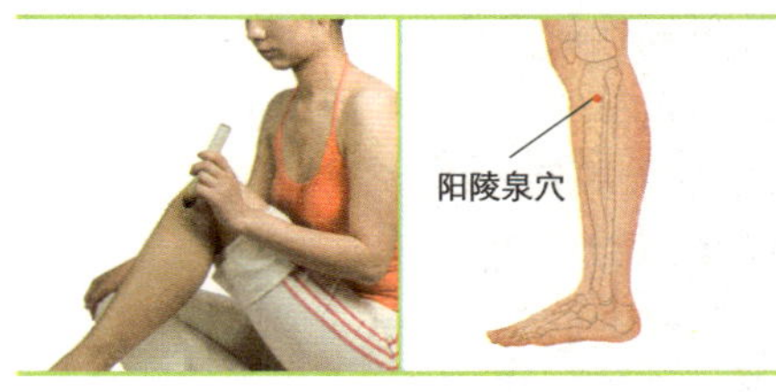

【取穴方法】阳陵泉穴位于膝盖外侧下方 1 寸（大拇指横宽）处的凹陷中，左右各有一穴。取穴时，在顺着膝盖往外下方约大拇指横宽的地方，会摸到一个圆骨突起的地方，它的前下方有一个凹陷处就是阳陵泉穴。

【施灸方法】取坐位，手执点燃的艾条，对准穴位，距皮肤 1.5 ～ 3 厘米，以感到施灸处温热、舒适为度。

【施灸时间】每日灸 1 次，每次灸 10 分钟。

【功效】行气解郁。

Acupiont.04

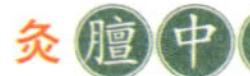

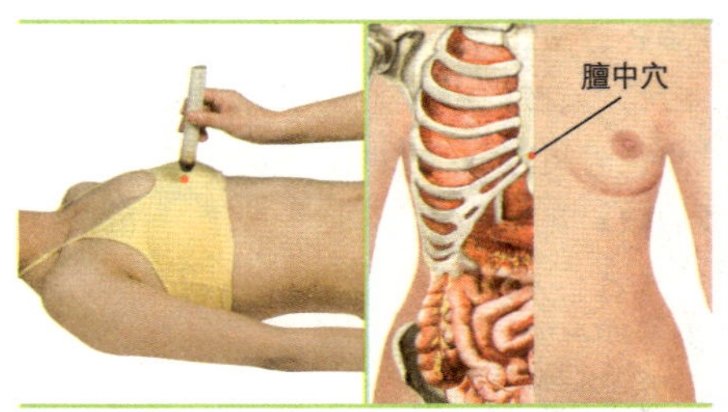

【取穴方法】膻中穴位于胸部正中线上，两乳头连线与胸骨中线的交点处。

【施灸方法】温和灸。被施灸者仰卧，施灸者站于一旁，手执点燃的艾条的一端对准施灸部位，距离皮肤 3 厘米，平行往复左右方向或反复旋转施灸。

【施灸时间】每日灸 1 次，每次灸 10 分钟。

【功效】宽胸理气，活血通络，清肺止喘，舒畅心胸。

〔更年期综合征〕

女性到了 47 ～ 52 岁之间，便处于更年期，此时，由于卵巢功能减退，垂体功能亢进，分泌过多的促性腺激素，引起自主神经功能紊乱，从而出现一系列程度不同的症状，如月经变化、面色潮红、心悸、失眠、乏力、抑郁、多虑、情绪不稳定、易激动、注意力难以集中等，被称之为“更年期综合征”。艾灸通过取穴调理气血，使人体达到阴阳平衡，从而消除这些症状。

Acupiont.01

灸肾俞穴

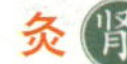

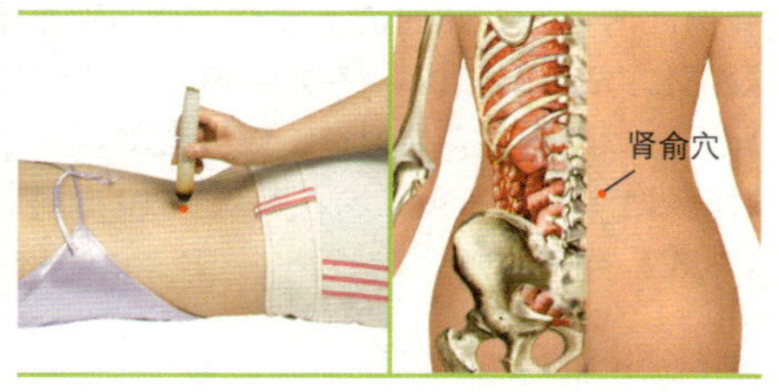

【取穴方法】 肾俞穴位于腰部，第 2 腰椎下方两旁约比大拇指稍宽的位置，左右各一。

【施灸方法】 取俯卧位，手执点燃的艾条，对准穴位，距皮肤 1.5 ～ 3 厘米，以感到施灸处温热、舒适为度。

【施灸时间】 每日或隔日一次，每次 5 ～ 15 分钟。

【功效】 外散肾脏之热。

Acupiont.02

灸三阴交穴

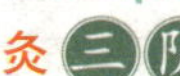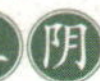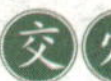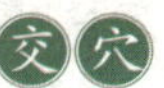

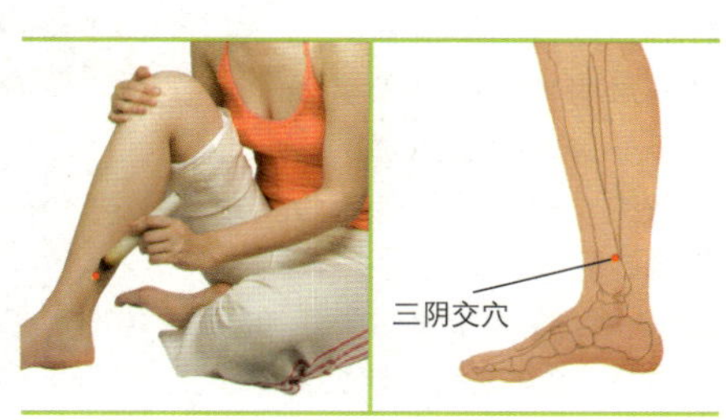

【取穴方法】 三阴交穴位于小腿内侧，内踝尖直上 4 横指，胫骨后缘处，左右各一。

【施灸方法】取坐位，手执点燃的艾条，对准穴位，距皮肤 1.5 ～ 3 厘米，以感到施灸处温热、舒适为度。

【施灸时间】每日灸 1 次，每次灸 10 ～ 15 分钟。

【功效】益气活血通经。

Acupiont.03

灸中极穴

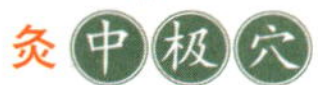

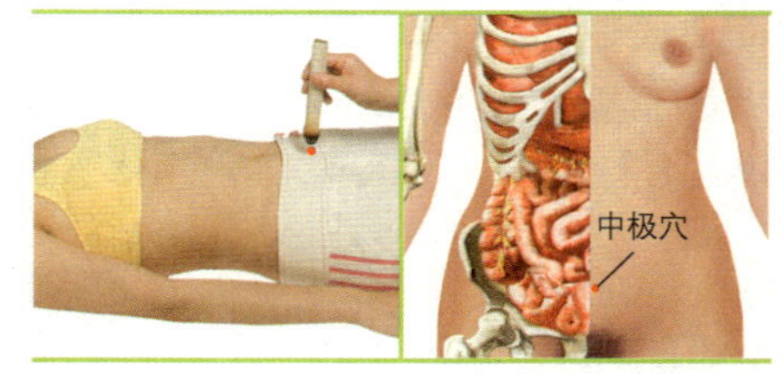

【取穴方法】中极穴位于身体的中心线上，在距离肚脐下方 6 横指宽处。

【施灸方法】被施灸者平卧，施灸者站于一旁，手执点燃的艾条的一端对准施灸部位，距离皮肤 3 厘米，平行往复左右方向或反复旋转施灸。

【施灸时间】每日灸 1 次，每次灸 10 ～ 15 分钟，灸至皮肤产生红晕为止。

【功效】益肾兴阳，通经止带。

Acupiont.04

灸子宫穴

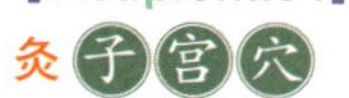

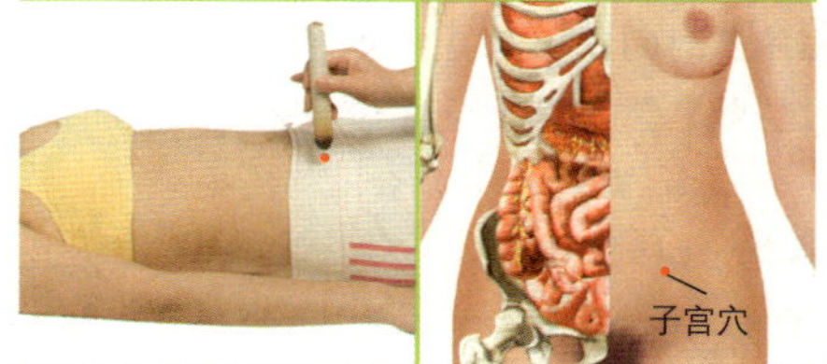

【取穴方法】子宫穴在下腹部，脐中下 6 横指处，左右各 4 横指处。

【施灸方法】被施灸者取平卧位，施灸者手执点燃的艾条，对准穴位，距皮肤 1.5 ～ 3 厘米，以感到施灸处温热、舒适为度。

【施灸时间】每日 1 次，每次灸 10 ～ 15 分钟。

【功效】加强子宫的收缩能力。

〔高血压〕

高血压是动脉血压升高，尤其是舒张压持续升高的一种全身性、慢性血管疾病。其判断标准是收缩压大于或等于140毫米汞柱，或舒张压大于或等于90毫米汞柱。中医认为，高血压是由于机体内部阴阳虚实失去平衡导致的，而造成这种不平衡的原因是七情六欲过度、饮食劳伤、年老体衰等。艾灸通过取穴施灸，平肝潜阳，去痰化浊，使高血压下降。

Acupiont.01

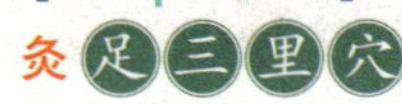

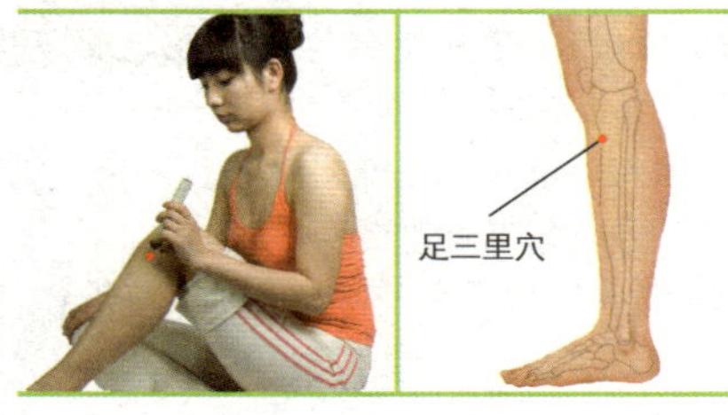

【取穴方法】 足三里穴位于膝盖下方凹陷约2横指宽的地方，左右各一。

【施灸方法】 温和灸。取坐位，手执点燃的艾条，对准穴位，距皮肤1.5～3厘米，以感到施灸处温热、舒适为度。

【施灸时间】 每日灸1次，每次灸5～15分钟。

【功效】 能使气血源源不断生长。

Acupiont.02

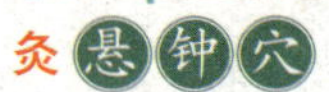

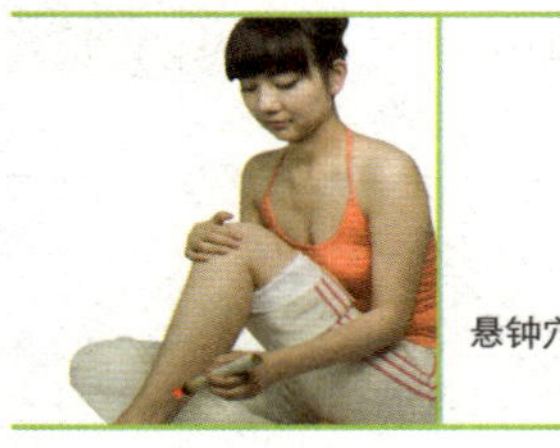

【取穴方法】 从脚踝外侧的中央最高处，往正上方4横指宽，在小腿外侧的腓骨中央可以摸

到一个小凹陷的位置，即是悬钟穴。

【施灸方法】温和灸。取坐位，手执点燃的艾条，对准穴位，距皮肤1.5～3厘米，以感到施灸处温热、舒适为度。

【施灸时间】每日灸1次，每次灸3～5分钟，灸至皮肤产生红晕为止。

【功效】调和气血。

Acupiont.03

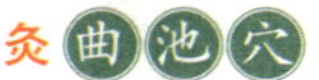

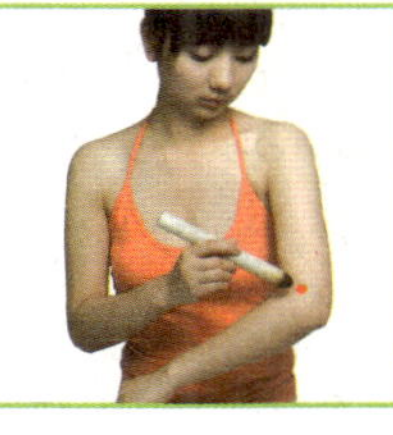

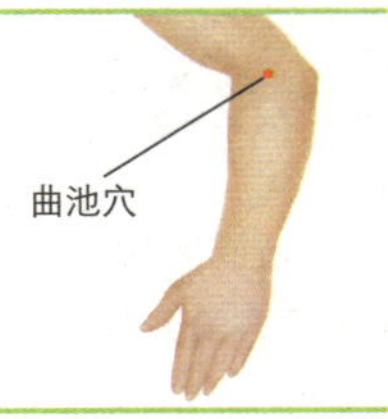

【取穴方法】屈曲肘关节，曲池穴在肘横纹的外侧头。取穴时，将手掌抵住胸口弯曲手肘，手肘关节会产生横纹，横纹外侧凹陷处与拇指侧端的交接点就是曲池穴。压迫此处会感觉疼痛，左右各一。

【施灸方法】温和灸。取坐位，手执点燃的艾条，对准穴位，距皮肤1.5～3厘米，以感到施灸处温热、舒适为度。也可以用艾灸罐旋灸。

【施灸时间】每日灸1次，每次灸3～7分钟，灸至皮肤产生红晕为止。

【功效】清热去火。

Acupiont.04

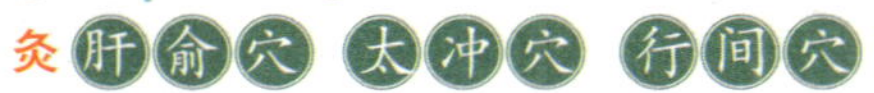

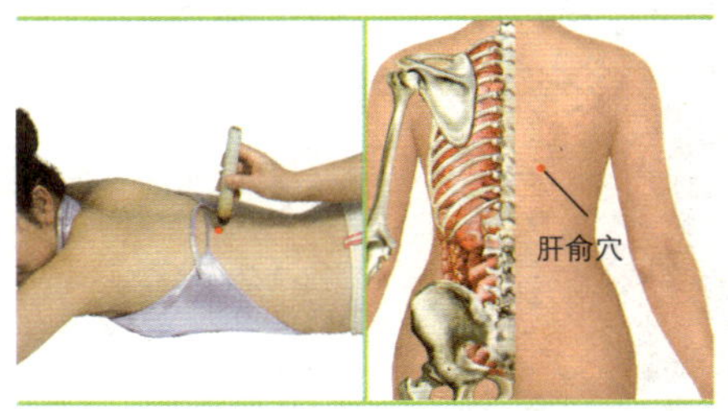

【取穴方法】肝俞穴位于背部，在第9胸椎棘突下旁开2指宽处，即位于第9胸椎的左右两侧比大拇指稍宽的位置。太冲穴位于脚背面，第1、2脚趾根部结合处后

方的凹陷处，左右各一。取穴时，先找到大脚趾和第 2 趾的趾缝，往脚背方向比大拇指稍宽的距离，略呈凹陷的地方，用指头按压，可以感觉到动脉的跳动就是太冲穴。

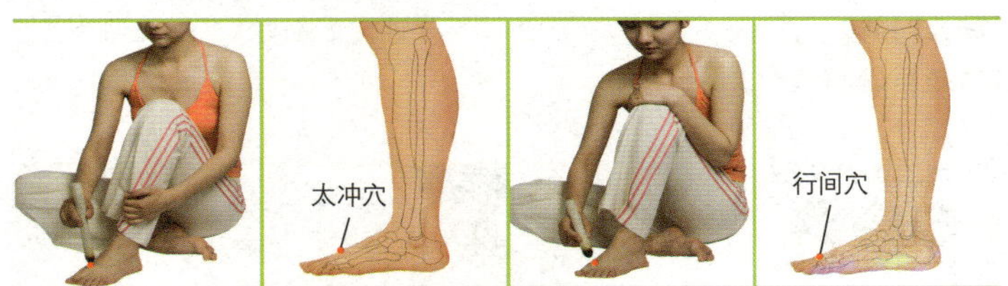

行间穴位于脚背第 1、2 趾间，趾蹼缘的后方赤白肉际处。

【施灸方法】温和灸。

对肝俞穴施灸时，被施灸者俯卧，施灸者手执点燃的艾条，对准穴位，距皮肤 1.5 ～ 3 厘米，以感到施灸处温热、舒适为度。

对太冲穴和行间穴施灸时，被施灸者取坐位，施灸者手执点燃的艾条，对准穴位，距皮肤 1.5 ～ 3 厘米，以感到施灸处温热、舒适为度。

【施灸时间】每日或隔日 1 次，每次 3 ～ 5 分钟。

【功效】促进血液循环，行气解郁，燥湿生风。

Acupiont.05

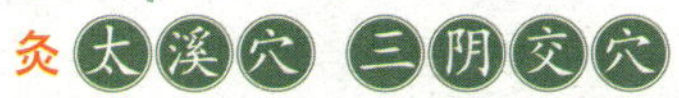

灸太溪穴 三阴交穴

【取穴方法】太溪穴位于内脚踝骨头突出部位的正后方，食指按压时会感觉到剧烈疼痛的位置，左右各一。三阴交穴位于小腿内侧，内

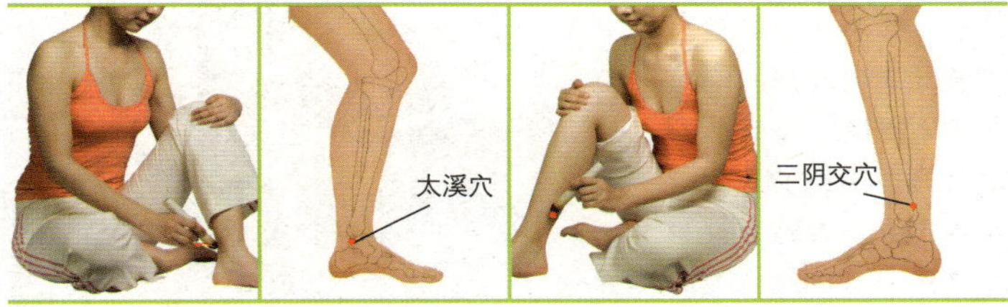

踝尖直上 4 横指，胫骨后缘处，左右各一。

【施灸方法】温和灸。取坐位，手执点燃的艾条，对准穴位，距皮肤 1.5 ～ 3 厘米，以感到施灸处温热、舒适为度。

【施灸时间】每日灸 1 次，每次灸 3 ～ 5 分钟。

【功效】滋阴补肾，益气活血通经。

Acupiont.06

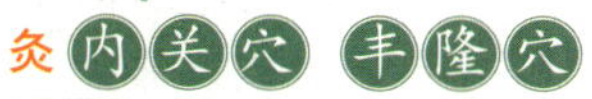

灸内关穴 丰隆穴

【取穴方法】内关穴位于手臂的内侧中间，腕关节横纹上约 3 横指宽处，左右各一。简便的取穴方法是，握紧拳头，在手腕上会出现一条竖向的筋，以腕横纹为起点，沿着这根筋量 3 横指宽的地方就是内关穴。丰隆穴位于小腿前外侧，外踝尖上 8 寸，胫骨前缘外 2 横指（中指）处。

【施灸方法】温和灸。取坐位，手执点燃的艾条，对准穴位，距皮肤 1.5 ～ 3 厘米，以被施灸者感到施灸处温热、舒适为度。

【施灸时间】每日灸 1 次，每次灸 3 ～ 5 分钟，灸至皮肤产生红晕为止。

【功效】宁心安神，理气止痛，和胃降逆，和胃气，化痰湿，清神志。

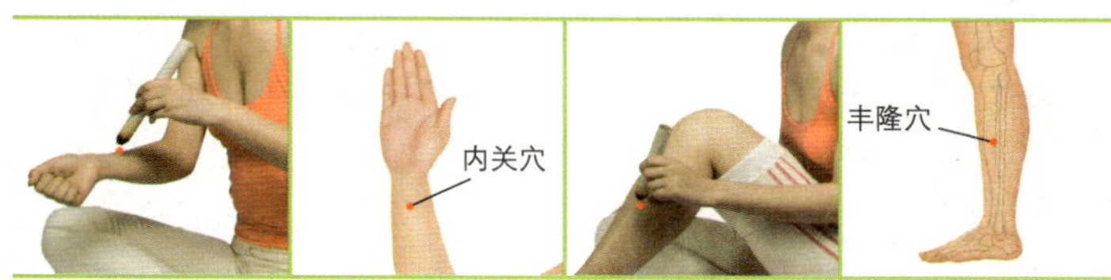

“艾”叮咛

高血压患者的饮食要注意：每天要少量多餐，避免过饱。严格控制食盐量，应控制在2~5克。经常吃鱼和蔬果，以补充B族维生素、维生素C。

〔糖尿病〕

糖尿病是一种以“三多”为症状的代谢紊乱综合征。“三多”即多尿、多饮、多食，但消瘦的症状。中医称之为“消渴症”，一般认为是由于身体阴虚，五脏柔弱，再加上饮食不节制，过度吃甜食，同时情志失调，劳欲过度，从而导致五脏六腑阴阳功能紊乱。灸治糖尿病，是通过取穴施灸，运用温和灸调理身体机能，达到荣养阴液、控制血糖的目的。

Acupiont.01

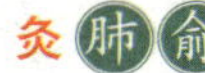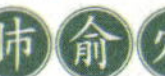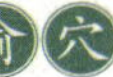

灸肺俞穴

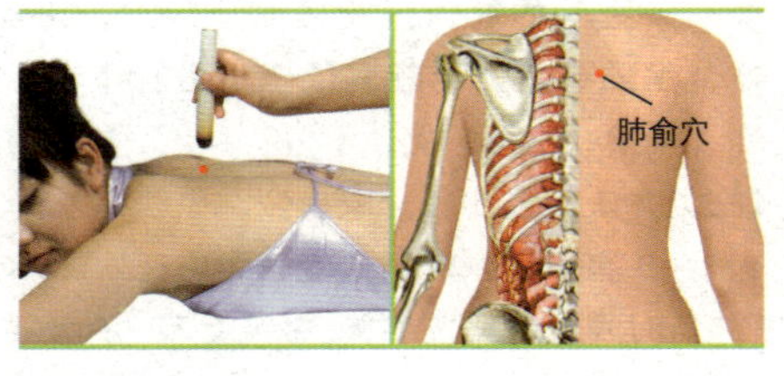

【取穴方法】 肺俞穴位于背部第 3 胸椎的左右两侧，距离脊椎约比大拇指稍宽的地方。

【施灸方法】 温和灸。被施灸者取俯卧位，施灸者手执点燃的艾条，对准穴位，距皮肤 1.5 ~ 3 厘米，以感到施灸处温热、舒适为度。

【施灸时间】 每日灸 1 ~ 2 次，每次灸 30 分钟左右，10 天为 1 个疗程，休息 3 ~ 5 天再灸。

【功效】 调理肺部功能。

Acupiont.02

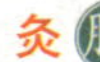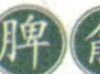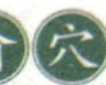

灸脾俞穴

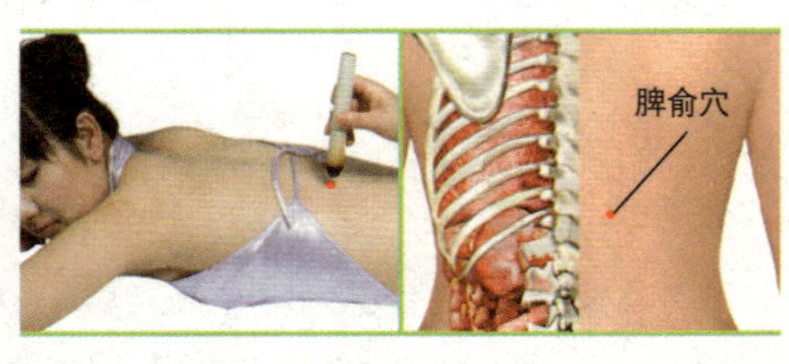

【取穴方法】 脾俞穴位于第 11 胸椎棘突下旁开 2 横指处，左右各一。取穴时，可以将身体站直，两只手臂贴紧腰部，位于手肘高度附近的胸椎为第 11 胸椎，这个地方左右两侧就是脾俞穴。

【施灸方法】温和灸。被施灸者取俯卧位，施灸者手执点燃的艾条，对准穴位，距皮肤 1.5 ～ 3 厘米，以感到施灸处温热、舒适为度。

【施灸时间】每日灸 1 ～ 2 次，每次灸 30 分钟左右，10 天为 1 个疗程，休息 3 ～ 5 天再灸。

【功效】调理脾脏功能。

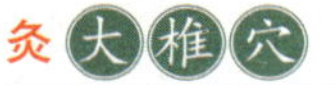

Acupiont.03

灸大椎穴

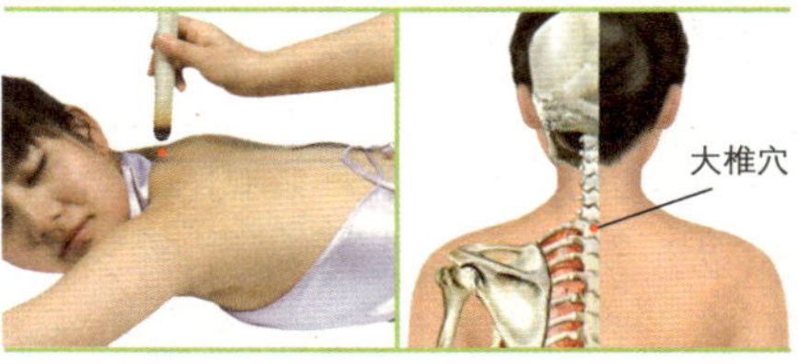

【取穴方法】大椎穴位于颈部下端，第 7 颈椎棘突下凹陷中。取穴时，将颈部稍微向前倾，往颈部与背部交界附近找寻，可以触摸有一凸出的最高点是第 7 颈椎，其下方的凹陷处就是大椎穴。

【施灸方法】温和灸。被施灸者取俯卧位，施灸者手执点燃的艾条，对准穴位，距皮肤 1.5 ～ 3 厘米，以感到施灸处温热、舒适为度。

【施灸时间】每日灸 1 ～ 2 次，每次灸 30 分钟左右，10 天为 1 个疗程，休息 3 ～ 5 天再灸。

【功效】与其他穴位配合，提高身体的免疫力。

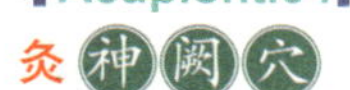

Acupiont.04

灸神阙穴

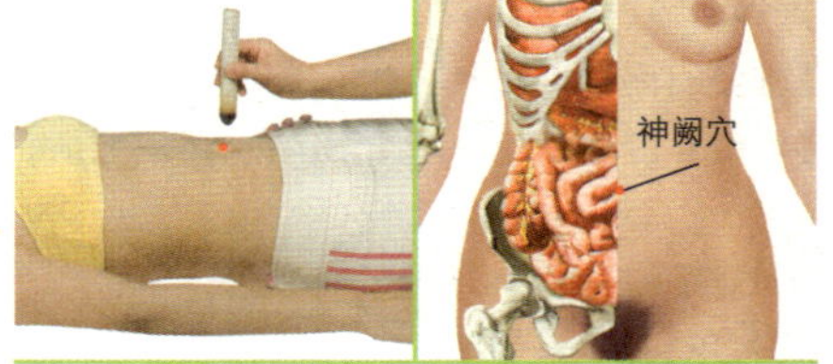

【取穴方法】神阙穴位于肚脐的正中。

【施灸方法】温和灸。被施灸者取平卧位，施灸者手执点燃的艾条，对准穴位，距皮肤 1.5 ～ 3 厘米，以感到施灸处温热、舒适为度。

【施灸时间】每日灸 1 ～ 2 次，每次灸 30 分钟左右，10 天为 1 个疗程，休息 3 ～ 5 天再灸。

【功效】温经祛寒，平和阴阳，调理气血。

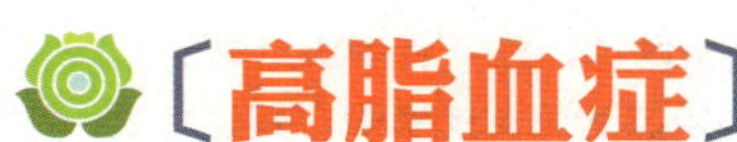

高脂血症

高脂血症是脂肪代谢或运转异常使血浆一种或多种脂质高于正常的疾病。此病可造成脑卒中、冠心病、心肌梗死、心脏猝死，也是促发高血压、糖尿病的一个重要危险因素。此病的表现特征多为头晕、神疲乏力、失眠健忘、肢体麻木、胸闷、心悸，体重超重与肥胖的人最易患此病。艾灸治此病，运用温和灸，通过取穴，达到降血脂、调和气血的目的。

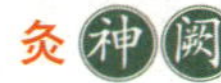

Acupiont.01

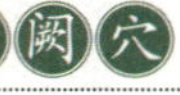

灸神阙穴

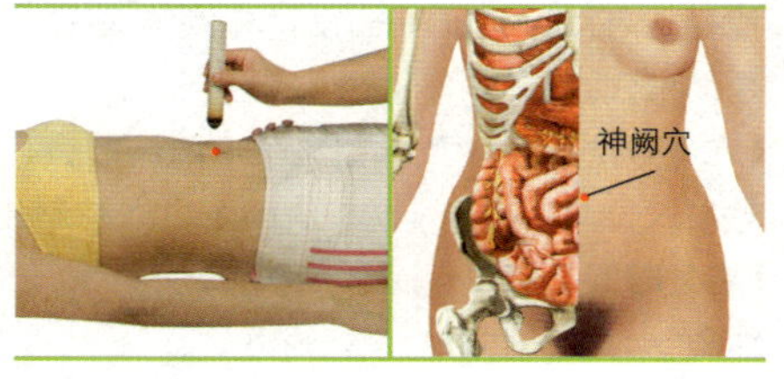

【取穴方法】 神阙穴位于肚脐的正中部。

【施灸方法】 温和灸。

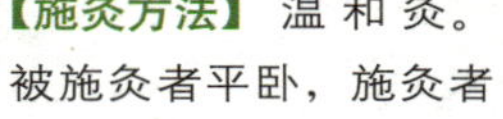

被施灸者平卧，施灸者手执点燃的艾条，对准穴位，距皮肤 1.5 ～ 3 厘米，以感到施灸处温热、舒适为度。

【施灸时间】 每日灸 1 次，每次灸 3 ～ 5 壮。

【功效】 温经祛寒，平和阴阳，调理气血。

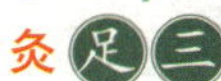

Acupiont.02

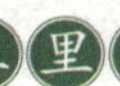

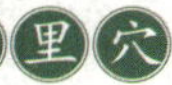

灸足三里穴

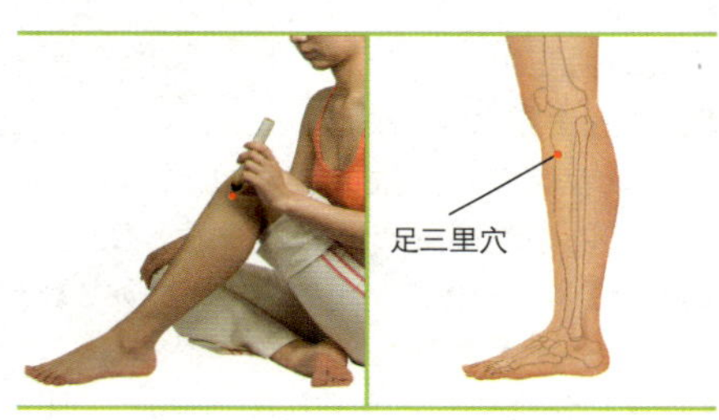

【取穴方法】 足三里穴位于膝盖下方凹陷约 2 横指宽的地方，左右各一。

【施灸方法】 温和灸。

患者自执点燃的艾条，对准穴位，距皮肤 1.5 ~ 3 厘米，以感到施灸处温热、舒适为度。

【施灸时间】每日灸 1 次，每次灸 3 ~ 5 壮。

【功效】强壮和保健机体，改善机体对营养成分的吸收，增强免疫能力。

Acupiont.03

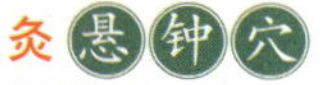

灸悬钟穴

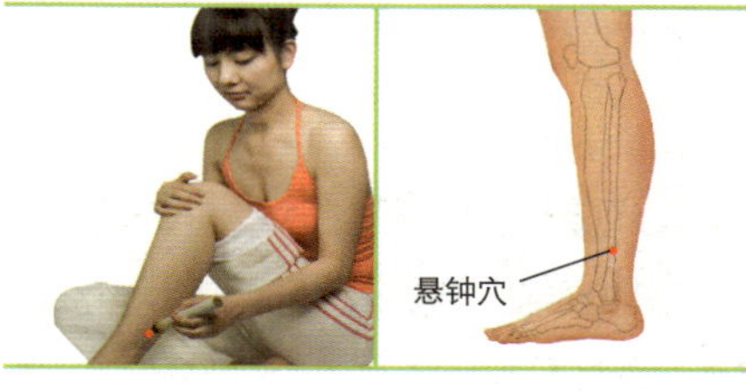

【取穴方法】从脚踝外侧的中央最高处，往正上方 4 横指宽，在小腿外侧的腓骨中央可以摸到一个小凹陷的位置，即是悬钟穴。

【施灸方法】温和灸。取坐位，手执点燃的艾条，对准穴位，距皮肤 1.5 ~ 3 厘米，以感到施灸处温热、舒适为度。

【施灸时间】每日灸 1 次，每次灸 5 ~ 10 分钟，灸至皮肤产生红晕为止。

【功效】调和气血。

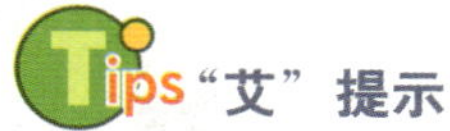

Tips“艾”提示

运动对机体的脂质代谢具有积极的影响，能提高脂蛋白脂酶的活性，加速脂质的运转、分解和排泄。因此，高脂血症患者可以通过加强运动来降低血脂，治疗此病。一般来说，患有高脂血症而无其他并发症的人，可以每天慢跑3～5千米，保持中等强度的运动量。而对于患有轻度高血压、肥胖、糖尿病和无症状性冠心病等人则应以锻炼时不发生明显的身体不适为运动原则。运动方式可根据自己的情况及环境而定，可以选择慢跑、体操、太极拳、气功、游泳、爬山、骑自行车及健身器锻炼等。

中风偏瘫

此病的表现症状是口角歪斜、流涎、吞咽困难、吐字不清、大小便失禁等。艾灸通过取穴，运用温和灸法，每次取 3 ～ 5 穴，辨证施灸，为患者通经活络。

Acupiont.01

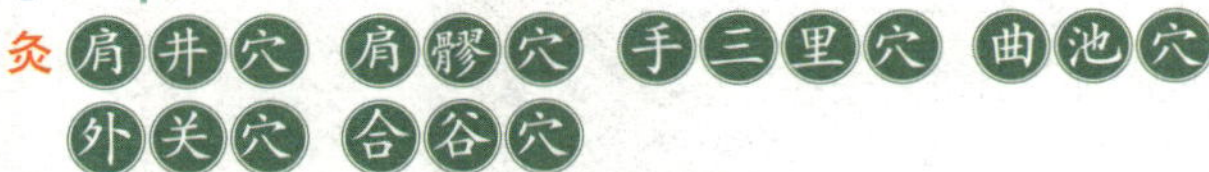

【取穴方法】 肩井穴位于后颈部根到肩膀的中心，约在乳头往肩部的延伸线上，左右各一。肩髎穴位于肩膀大关节后方的凹陷处，左右各一。手三里穴在前臂拇指侧，左右各一。曲池穴位于屈曲肘关节后肘横纹的外侧头，左右各一。外关穴在腕背横纹的中点向上约三横指宽的位置，左右各一。合谷穴取穴时，一手的拇指第一个关节横纹正对另一手的虎口边，拇指屈曲按下，指尖所指处就是。

【施灸方法】 温和灸。被施灸者取坐位，施灸者手执点燃的艾条，对准穴位，距皮肤 1.5 ～ 3 厘米，以感到施灸处舒适为度。

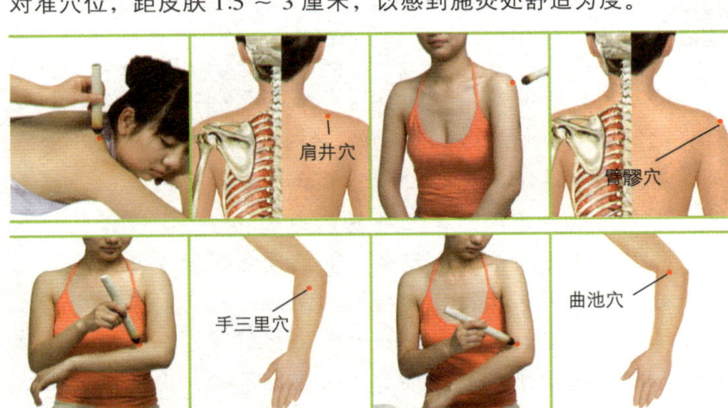

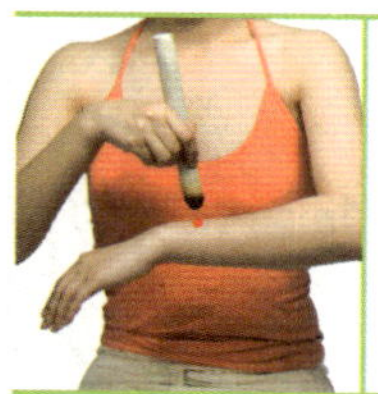

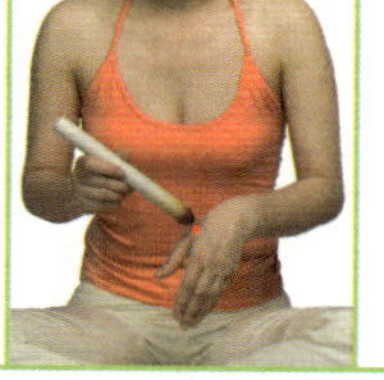

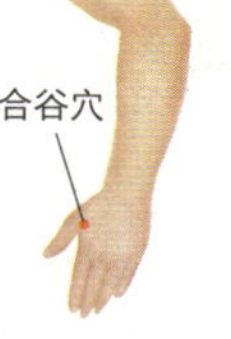

【施灸时间】 初病时每日灸 1 次，恢复期或后遗症期隔日灸 1 次，每次灸 10 ～ 20 分钟，15 次为 1 个疗程。

【功效】 祛风清热，活络消肿，祛风湿，通经络，润化脾燥，生发脾气，清热去火，联络气血，补阳益气，镇静安神，通络活血，调气镇痛。

Acupiont.02

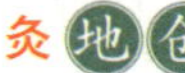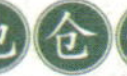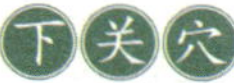

灸地仓穴 下关穴

【取穴方法】 地仓穴位于两侧嘴角的外侧；下关穴位于颧骨中央的下方。取穴时，从耳朵前方的颧骨弓下方寻找，可以触摸到骨头最凹处，左右脸颊均有，按压时牙齿会有疼痛感。

【施灸方法】 温和灸。被施灸者取坐位或平卧，施灸者手执点燃的艾条，对准穴位，距皮肤 1.5 ～ 3 厘米，以感到施灸处温热、舒适为度。

【施灸时间】 初病时每日灸 1 次，恢复期或后遗症期隔日灸 1 次，每次灸 10 ～ 20 分钟，15 次为 1 个疗程。

【功效】 祛邪气，通脉络。

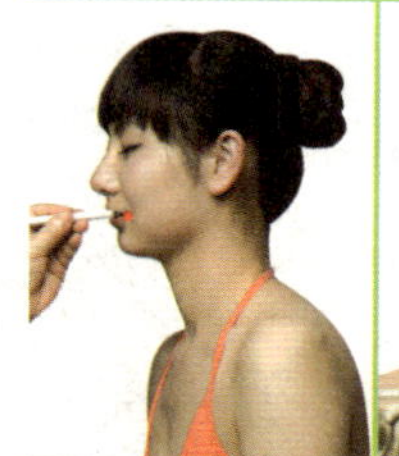

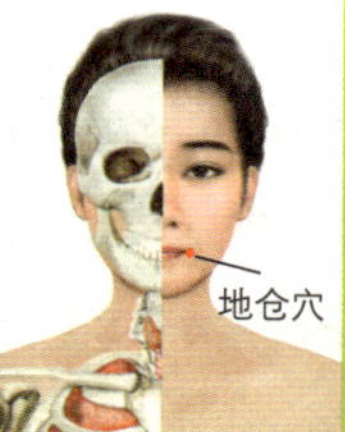

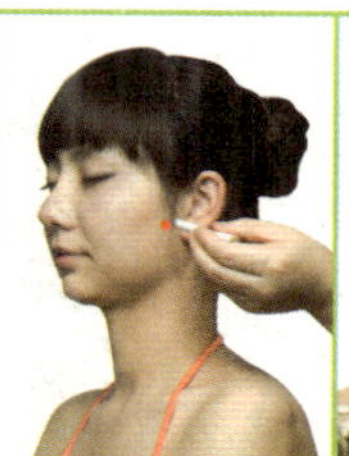

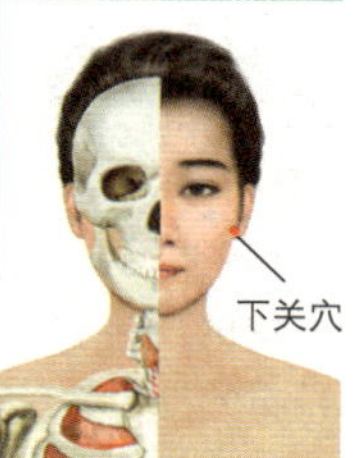

〔冠心病〕

冠心病是指因冠状动脉狭窄、供血不足而引起的心肌机能障碍和（或）器质性病变。其发作时的表现症状是胸腔中央发生一种压榨性的疼痛，并可迁延至颈、颌、手臂、后背及胃部，眩晕、气促、出汗、寒战、恶心及昏厥。严重者可能因为心力衰竭而死亡。艾灸温和灸，每次取 3 ～ 4 穴，疏通经络，宽胸止痛，减缓症状的发作。

Acupiont.01

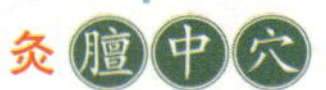

灸膻中穴

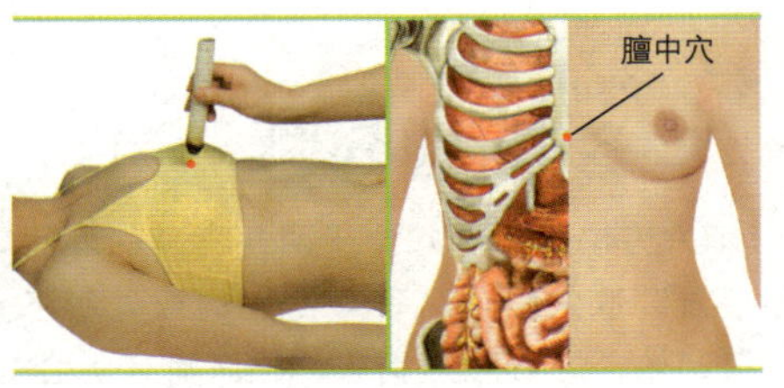

【取穴方法】膻中穴位于胸部正中线上，两乳头连线与胸骨连线的交点。

【施灸方法】温和灸。被施灸者仰卧，施灸者站于一旁，手执点燃的艾条的一端对准施灸部位，距离皮肤 3 厘米，平行往复左右方向或反复旋转施灸。

【施灸时间】每日灸 1 次，每次灸 3 ～ 7 分钟。

【功效】宽胸理气，活血通络，清肺止喘，舒畅心胸。

Acupiont.02

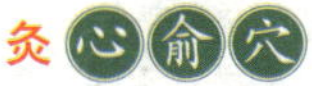

灸心俞穴

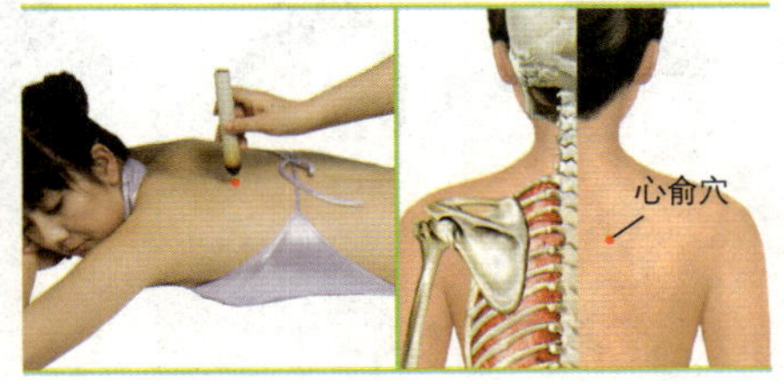

【取穴方法】心俞穴位于肩胛骨内侧，第 5 胸椎棘的两旁，比大拇指稍宽的地方，左右各一。

【施灸方法】 温和灸。被施灸者俯卧，施灸者手执点燃的艾条，对准穴位，距皮肤 1.5 ～ 3 厘米，以被施灸者感到施灸处温热、舒适为度。

【施灸时间】 每日灸 1 次，每次灸 10 ～ 15 分钟。

【功效】 理气宁心。

Acupiont.03

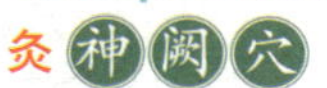

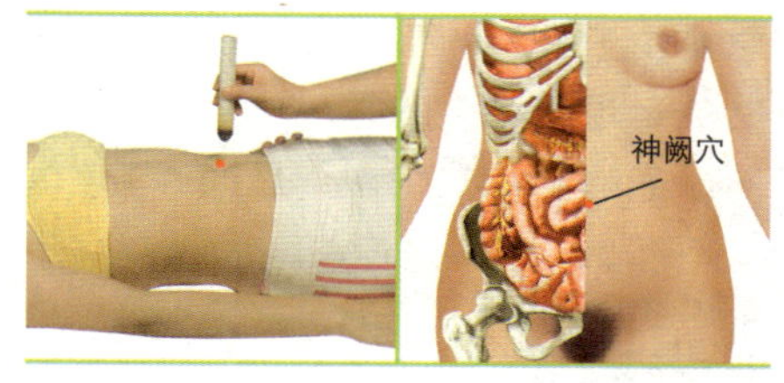

【取穴方法】 神阙穴位于肚脐的正中。

【施灸方法】 温和灸。被施灸者平躺，施灸者手执点燃的艾条的一端对准施灸部位，距离皮肤 3 厘米，平行往复左右方向或反复旋转施灸。

【施灸时间】 每日 1 次，每次 20 ～ 30 分钟，灸 10 天后休息 3 ～ 5 天再灸。

【功效】 温经祛寒，平和阴阳，调理气血。

Acupiont.04

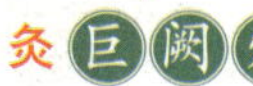
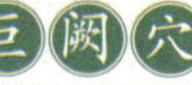

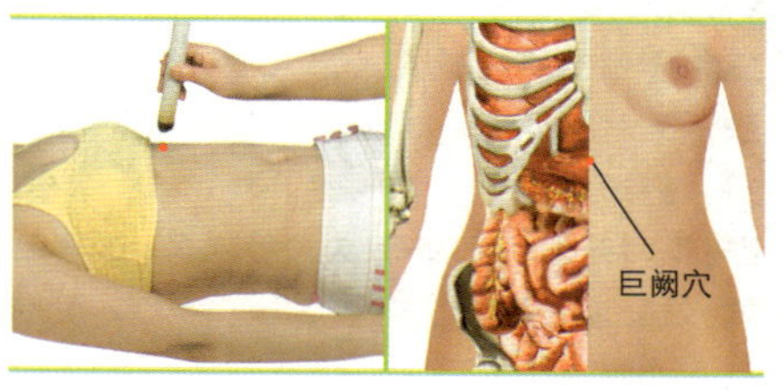

【取穴方法】 巨阙穴位于身体前正中线上，左右肋弓相交之处，再向下约 2 横指宽处。

【施灸方法】 温和灸。被施灸者平躺，施灸者站于一旁，手执点燃的艾条的一端对准施灸部位，距离皮肤 3 厘米，平行往复左右方向或反复旋转施灸。

【施灸时间】 每日灸 2 ～ 3 次，每次灸 10 ～ 20 分钟。

【功效】 通经活络。

〔心绞痛〕

心绞痛是由于冠状动脉供血不足，心肌急剧、暂时缺血与缺氧所引起的以发作性胸痛或胸部不适为主要表现的临床综合征。发作时前胸有压榨性疼痛的感觉。中医认为，它是由于多种原因导致的心脉气血运行受阻而引发的疼痛。艾灸运用温和灸的方法，通过对下列各穴取 2 ～ 3 穴施灸，活血通络，行气止痛，从而缓解和减少此病的发作。

Acupiont.01

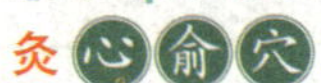

灸心俞穴

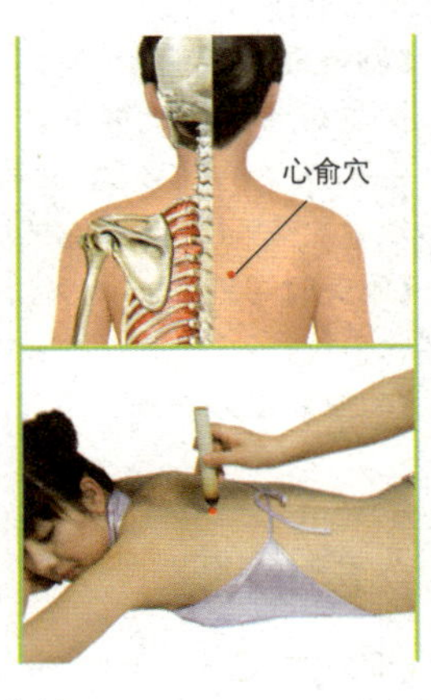

【取穴方法】心俞穴位于背部肩胛骨内侧，第 5 胸椎棘突下旁开 1.5 寸（2 横指宽）处，左右各有一穴。取穴时，可从颈部突起最高的大椎开始，向下数到第 5 个凹陷，再向左右两侧旁开 2 横指宽的就是心俞穴。

【施灸方法】温和灸。被施灸者俯卧位，施灸者手执点燃的艾条，对准穴位，距皮肤 1.5 ～ 3 厘米，以施灸者感到施灸处温热、舒适为度。

【施灸时间】每日灸 1 次，每次灸 10 ～ 20 分钟。

【功效】温肾活血。

Acupiont.02

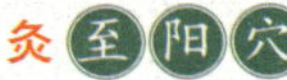

灸至阳穴

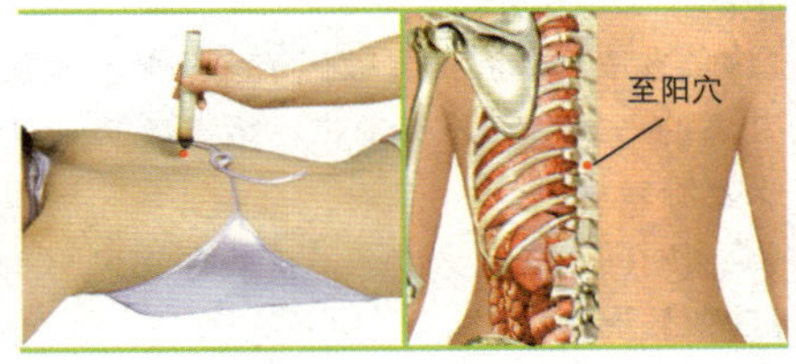

【取穴方法】至阳穴位于第 7 胸椎棘突下凹陷处，也就是膻中穴的正

后侧。取穴时，左右肩胛骨下缘连线与脊椎中线的交点处就是第 7 胸椎，其下凹陷处就是至阳穴。

【施灸方法】 温和灸。被施灸者取俯卧位，施灸者手执点燃的艾条，对准穴位，距皮肤 1.5 ～ 3 厘米，以施灸者感到施灸处温热、舒适为度。

【施灸时间】 每日灸 1 次，每次灸 10 ～ 20 分钟。

【功效】 有理气宽胸、疏肝和胃的作用。

Acupiont.03

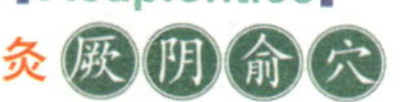

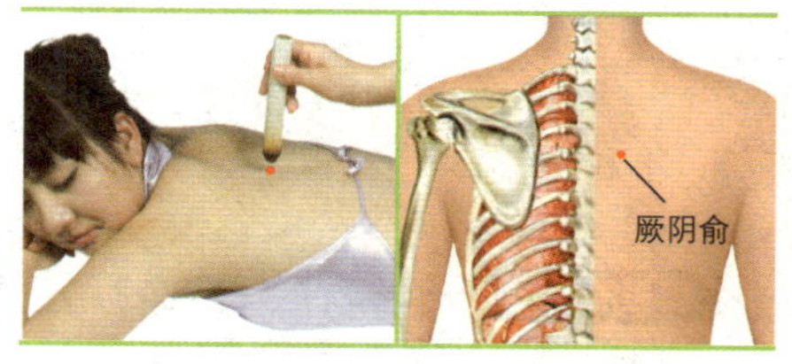

【取穴方法】 厥阴俞穴位于第 4 胸椎棘突下旁开 1.5 寸（2 横指宽）处，左右各有一穴。取穴时，从颈后突起最高的大椎，向下数到第 4 胸椎，其下凹陷旁开 2 横指宽处就是厥阴俞穴。

【施灸方法】 温和灸。被施灸者取俯卧位，施灸者手执点燃的艾条，对准穴位，距皮肤 1.5 ～ 3 厘米，以感到施灸处温热、舒适为度。

【施灸时间】 每日灸 1 次，每次灸 10 ～ 20 分钟。

【功效】 调气止痛。

Acupiont.04

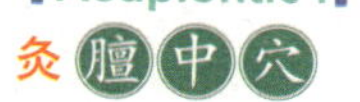

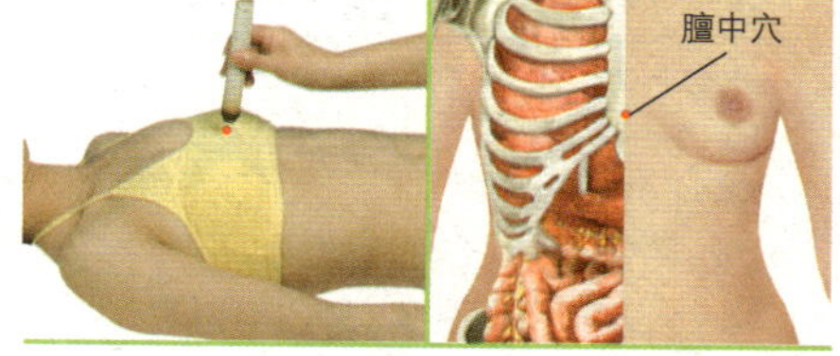

【取穴方法】 膻中穴位于胸部正中线上，两乳头连线与胸骨连线的交点处。

【施灸方法】 温和灸。被施灸者仰卧，施灸者站于一旁，手执点燃的艾条的一端对准施灸部位，距离皮肤 3 厘米，平行往复左右方向或反复旋转施灸。

【施灸时间】 每日灸 1 次，每次灸 10 ～ 20 分钟。

【功效】 宽胸理气，活血通络，清肺止喘，舒畅心胸。

图书在版编目(CIP)数据

一学就会 艾灸疗法治百病/杜琳编著.—太原：山西科学技术出版社，2015.5（2025.2重印）

(国医养生堂)

ISBN 978-7-5377-5090-5

Ⅰ.①一… Ⅱ.①杜… Ⅲ.①艾灸 Ⅳ.①R24

中国版本图书馆CIP数据核字（2015）第071108号

国医养生堂 一学就会 艾灸疗法治百病

出 版 人：	阎文凯	**文图编辑：**	冷寒风
编　　著：	杜　琳	**装帧设计：**	阮剑锋
责任编辑：	郝志岗	**美术编辑：**	王道琴

出版发行： 山西出版传媒集团·山西科学技术出版社
地址：太原市建设南路21号　邮编：030012

编辑部电话： 0351-4922072

发行电话： 0351-4922121

经　　销： 各地新华书店

印　　刷： 文畅阁印刷有限公司

开　　本： 889毫米×1194毫米　1/32

印　　张： 3

字　　数： 80千字

版　　次： 2015年5月第1版

印　　次： 2025年2月第2次印刷

书　　号： ISBN 978-7-5377-5090-5

定　　价： 12.00元